ETUDES THÉRAPEUTIQUES

SUR LES

EAUX MINÉRALES ET THERMALES

ACIDULES, GAZEUSES, ALCALINES, FERRUGINEUSES

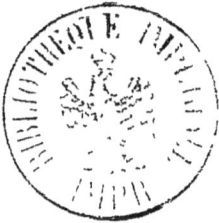

DE

FONCIRGUE

(ARIÉGE.)

Par le Docteur **L. G. E. JOLIEU,** Médecin à Lavelanet,
Inspecteur de ces Eaux.

Prix : **2 Fr.**

FOIX, IMPRIMERIE, LITHOGRAPHIE ET LIBRAIRIE DE POMIÉS FRÈRES.

1859

ÉTUDES THÉRAPEUTIQUES

SUR

LES EAUX MINÉRALES ET THERMALES

ACIDULES, GAZEUSES, ALCALINES, FERRUGINEUSES

De FONCIRGUE (Ariége).

« Les faits sont de tous les temps, ils sont immua-
bles comme la nature dont ils sont le langage. »
Chimie de CHAPTAL, tome 1, page 17.

AVANT-PROPOS.

Les Eaux Minérales de Foncirgue n'ont jamais eu d'historien qui se soit sérieusement occupé de leurs propriétés au
point de vue de leurs effets curateurs.

On ne peut pas non plus leur faire le reproche d'avoir eu des
prôneurs complaisants.

Elles ne doivent la renommée, justement acquise, dont elles
ont anciennement joui et qu'elles possèdent de nos jours, qu'aux
guérisons nombreuses qu'elles ont opéré et dont la connaissance
ne s'est transmise, jusqu'ici, que par voie de tradition et grâce
à la propagande que font, encore sans bruit, les nombreux malades qui retirent des résultats, souvent inespérés, de l'usage
de ces Eaux. Nous croyons pouvoir ajouter, que si leurs vertus étaient en raison de l'antiquité de leur usage, les Eaux de
Foncirgue l'emporteraient, sans contre dit, sur toutes celles de
l'Ariége.

La thérapeutique des Eaux Minérales a pris aujourd'hui une remarquable extension ; elle est devenue une des ressources les plus importantes et les plus précieuses de l'art de guérir, que les médecins et les malades sont heureux d'avoir à leur disposition. Dépouillée désormais du merveilleux qu'on lui prêtait, elle s'est élevée, dit le docteur Tourrette, à la hauteur d'une véritable science.

Aussi serions-nous désireux, par ce travail, et dans un but spécialement humanitaire, de vulgariser, faire apprécier à sa juste valeur une ressource précieuse, presque inconnue ou trop oubliée, en fixant principalement l'attention des Médecins sur l'action thérapeutique des Eaux de Foncirgue, dont nous essayons de faire l'étude au point de vue de leurs effets curateurs, de l'indication ou contre-indication de leur emploi.

Nous sommes si intimement convaincu, soit par l'expérience d'autrui, soit par notre expérience propre, de l'utilité et des effets salutaires que l'on peut retirer de l'usage bien dirigé de ces Eaux, dans des cas scientifiquement déterminés, que nous avons considéré comme un devoir, une obligation, de publier le fruit de nos investigations et de notre étude à ce sujet.

Nous avons cherché, dans la mesure de nos forces, à déterminer, d'une manière aussi précise que possible, la notion des effets curateurs des Eaux de Foncirgue sur les bases d'une observation attentive et sévère.

Il y a peu de temps, il est vrai, que nous sommes en même d'enregistrer nos propres observations pour en donner un grand nombre qui nous soient exclusivement personnelles, mais les Eaux de Foncirgue sont assez connues néanmoins, et assez fréquentées, leur réputation date d'une époque assez reculée, pour que les faits qui témoignent hautement de leurs vertus fassent défaut.

Nous devons dire, cependant, que nous avons accueilli avec une extrême réserve les observations qui n'offraient pas de garantie scientifique suffisante, et que nous nous sommes tenus en garde contre les éloges, par fois exagérés, que l'on accorde, souvent avec trop de complaisance, à l'action curative des sources thermales.

Les attestations et les observations d'un grand nombre de médecins, hommes savants et praticiens distingués, qui ont fait et font encore journellement usage de ces Eaux, nous dispensent d'assumer sur nous la responsabilité des éloges qu'elles méritent et que nos confrères leur accordent, uniquement guidés par un sentiment de reconnaissance pour leurs vertus et les précieux avantages qu'ils en ont retiré pour leurs malades et pour eux-mêmes.

Ces assertions et ces éloges donneront plus de garantie, plus de valeur et plus de poids à nos appréciations.

CHAPITRE I.

HISTORIQUE.

§ I.

Notre honorable et estimé confrère M. Gabriel Fau père, est le premier et le seul médecin qui ait tenté de préconiser publiquement, par la voie de la presse et par des travaux d'appropriation, les Eaux de Foncirgue.

Nous lui sommes redevables des premières recherches scientifiques qui aient été faites dans le but de reconnaître les effets curatifs de ces Eaux, et les cas dans lesquels elles sont le plus généralement utiles.

Il a consigné ses études dans un travail consciencieusement écrit et élégamment rédigé, en 1800, sous le titre trop modeste : d'*Esquisse sur les Eaux minérales acidules de Labastide-du-Peyrat* (1).

C'est dans cette esquisse que nous trouvons les noms d'un grand nombre de praticiens éminents qui conseillaient les Eaux

---

(1) A cette époque les Eaux de Foncirgue portaient la dénomination d'*Eaux de Labastide-du-Peyrat,* à cause du voisinage du bourg de ce nom.

de Foncirgue à leurs malades et prêchaient par l'exemple. « Le
« célèbre Venel de Montpellier invitait les autres par sa pré-
« sence, et en s'en administrant lui-même de bonnes doses.
« M. le professeur Fises de Montpellier, les conseillait aussi et
« avait obtenu d'elles des succès au-dessus de ses espérances. »

Nous ne saurions mieux faire, à cette occasion, que de citer
textuellement le passage de l'esquisse de M. Gabriel Fau, à
propos de l'antiquité de ces sources.

« J'appris, dit-il, qu'elles jouissaient autrefois de la répu-
« tation la plus étendue et la mieux établie; qu'ils savaient par
« eux, (M. Fau père veut parler ici des renseignements qui lui
« furent fournis par divers habitants de Labastide, sur la foi
« desquels il pouvait compter), leurs pères et leurs aïeux, qu'il
« y avait une grande affluence déjà bien avant dans le XVIe
« siècle; que des mémoires anciens dans les familles déposaient
« des fournitures de toute espèce à militaires, magistrats de
« premier rang, négociants, artisans, à gens en un mot de
« toute condition, riches et pauvres....; qu'ils y avaient vu
« beaucoup de litières et chaises à porteur, et jusqu'à la Révo-
« lution beaucoup de monde s'y rendait de Toulouse, Cahors,
« Albi, Perpignan, Castres, Narbonne, Carcassonne, et même
« Montpellier. Le célèbre Venel et Fises, de Montpellier; les
« docteurs Coste, de Perpignan; les Cairol et Gibelot, de Mi-
« repoix; les Sarda, du Pays de Sault; Izard, de Chalabre;
« Soulère, de Sournia; Gaubert, de Belpech, enfin tous les
« médecins de tous les âges les avaient conseillées jusqu'à nos
« jours et obtenu d'elles des succès souvent au-dessus de leurs
« espérances. Et chose remarquable, sans que personne, de
« mémoire d'homme, eut éprouvé aucun accident fâcheux.....

« Sans trop me fier à cette narration, ajoute M. Fau père,
« qui pouvait tenir à erreur populaire ou à l'impression d'une
« vaniteuse localité, plus qu'à l'intérêt de la vérité, je me pro-
« mis de faire un voyage à Chalabre pour en conférer avec le
« docteur Izard qui vivait encore. Et en effet, dans peu j'eus le
« bonheur de joindre ce patron de l'ordre. Je le trouvai, ce

« bon vieillard de 80 ans, *frais* et *tranquille* dans son cabinet (1).
« Il me rendit avec complaisance quelques-unes de ses idées sur
« les Eaux de Labastide, tout en les soutenant de ses 60
« ans d'observation et d'expérience Je ne puis qu'avouer, me
« dit-il, que dans plus d'une rencontre j'ai obtenu de ces Eaux
« plus que de l'art. Je les ai observées une infinité de fois et
« les ai reconnues minérales, soit à des épreuves, soit par
« leurs effets toujours bénignes, sinon merveilleux. Il y a du
« mars, un alcali naturel et des parties savonneuses, admi-
« rablement combinées par des opérations souterraines, très
« légères, très fluides; d'ailleurs elles ne peuvent que prévaloir,
« dans bien des cas, sur les absolument thermales, dans les cas
« où il faut adoucir, détremper, lessiver le sang, assouplir les
« nerfs, rendre l'équilibre aux humeurs quand il est rompu
« par trop de chaleur, viscosité; je les ai vues agir puissam-
« ment dans les épilepsies, hydropisies et obstructions nais-
« santes; dans les coliques et les dyssenteries. Elles font aussi
« des merveilles, continuait ce savant médecin, sur les plaies
« et les ulcères, prises intérieurement et par lotion. Les bains
« en sont très doux, très humectants, propres à calmer, sinon
« à emporter les douleurs rhumatismales, sciatiques, etc. »

Malgré le style scientifique un peu vieilli du docteur Izard,
on reconnaît aisément que ce savant médecin avait apprécié
et longuement étudié les propriétés des eaux de Foncirgue. En
peu de mots, il en a indiqué toutes les vertus. Il est à regretter
qu'il ne nous ait pas laissé de documents écrits, leur connaissance,
et leur étude eussent été précieuses à plusieurs titres.

---

(1) On pourrait aujourd'hui appliquer avec autant d'apropos, à M. Fau
père, ces deux dernières qualifications. Malgré son âge avancé, 90 ans, il
jouit encore, comme il le dit plus bas du docteur Izard, d'une vieille jeu-
nesse et de la plénitude de ses facultés intellectuelles ; son imagination est
aussi vive, son élocution aussi élégante, sa politesse aussi exquise, son
abord aussi doux et aussi agréable qu'à l'âge où il écrivait son esquisse sur
les eaux de Labastide (1800); ou qu'il prodiguait les secours de l'art aux
braves des armées de la République et de l'Empire. O ! bienfaits du vrai
savoir et de l'éducation !

Les noms des praticiens qui préconisent aujourd'hui les Eaux de Foncirgue sont autrement nombreux que ceux des médecins cités par M. Fau père. Nous nous contenterons de donner ceux des médecins, qui, à notre connaissance, ont obtenu les plus nombreux et les meilleurs résultats.

M. le docteur Ourgaud, de Pamiers, inspecteur des Eaux d'Ussat, un des praticiens les plus éminents et les plus recommandables de notre département, a lui-même eu recours aux Eaux de Foncirgue, dont il a constaté, à l'exemple de Vénel, les effets salutaires, par l'usage qu'il en a fait dans l'intérêt de sa santé, momentanément épuisée par les travaux de cabinet et les soucis occasionnés par une trop nombreuse clientèle. Aussi, appréciateur consciencieux, impartial et compétent, nous envoie-t-il tous les ans son contingent de malades à qui les Eaux de Foncirgue sont reconnues nécessaires.

M. le docteur Lombard, de Chalabre, qui a expérimenté pendant 18 à 20 ans, sur les lieux, les Eaux de Foncirgue, en fait l'éloge le plus flatteur en même temps qu'il en a indiqué, d'une manière exacte, les effets physiologiques et thérapeutiques constatés par sa propre observation.

A ces noms nous pouvons ajouter, entre autres, ceux de MM. les docteurs Redon, de Villasavary; Parent, de Verniolle; Bosc, de Carcassonne; Rives, de Mirepoix; Benezet, de Salles-sur-l'Hers; Sans, de Verniolle; Lafont, de Saint-Michel-de-Lanés; le docteur Belloc, d'Agen, dont tout le monde connaît les études sur certaines classes de maladies gastro-intestinales dans lesquelles il préconise l'usage du charbon végétal; le docteur Viguerie de Toulouse.

Le témoignage écrit de tous ces honorables confrères qui ont acquis l'estime et la confiance dont ils jouissent dans le rayon de leur clientèle, a la valeur, qu'en pareille circonstance, accorde une pratique éclairée et une longue et consciencieuse expérience.

§ II.

Le sol d'où sourdent les Eaux de Foncirgue a primitivement

appartenu, comme le prouvent les pièces de plusieurs procès soutenus dans le but d'en rechercher et assurer la propriété, a l'ancienne famille de Lévis-Mirepoix. Il y a plus d'un siècle, d'après le rapport de M. Fau père, on voyait encore auprès des sources un petit logement pour les bains.

Un débordement de l'Hers qui, à l'époque de la fonte des neiges ou sous l'influence d'un violent orage, se transforme par fois en torrent, détruisit, avant la Révolution de 89, cette frèle construction. M. Fau père, rentré dans ses foyers, après la paix des Pyrénées et dégagé, comme il le raconte, des hôpitaux militaires; connaissant, par la tradition, la valeur des Eaux de Foncirgue qu'il n'avait pas perdu de vue pendant quinze années d'absence, M. Fau père, dis-je, voulant leur rendre leur ancienne splendeur, se livra à des recherches de toute nature, et fit construire, avec l'agrément de la famille de Mirepoix et moyennant une faible redevance, un nouveau logement de Bains. L'opposition qu'il rencontra chez les habitants de Labastide, qui jalousaient la propriété de ces thermes, et les difficultés qu'il éprouvait à sauvegarder ce logement de Bains des exactions de quelques méchants, lui firent abandonner le plan qu'il s'était tracé, et les Eaux de Foncirgue retombèrent dans l'abandon et l'oubli, si bien que le sol lui-même ne reconnut plus, pendant longtemps, de vrai propriétaire, ce qui donna naissance à de longs et nombreux procès, lorsqu'en 1835 M. Higounet, ancien notaire, et M. Coste voulurent faire construire un établissement convenable pour y recevoir les nombreux baigneurs qui fréquentaient ces Eaux.

Les sources se trouvant situées sur la limite qui sépare, en cet endroit, les deux communes de Labastide et du Peyrat, celles-ci en revendiquaient chacune la propriété. De là procès entre les deux communes, et procès intenté plus tard contre la société Coste et Higounet.

Après avoir surmonté des difficultés sans nombre et de toute nature, dont le détail serait trop long, et qui ont cependant eu l'avantage d'éclairer l'histoire de ces Eaux, M. Higounet est parvenu, par son intelligente activité et le sacrifice de sommes considérables (plus de 100,000 francs), à se rendre le propriétaire exclusif des Eaux de Foncirgue et fonder un établissement thermal d'une grande valeur instrinséque.

C'est à dater de ce moment que les Eaux de Foncirgue ont pu être mieux connues et appréciées, et que les nombreux baigneurs qui se sont rendus à cette station thermale ont trouvé, à côté du remède, l'agrément et le confortable.

Aussi M. Higounet peut-il être considéré comme le véritable fondateur de ces thermes, car non seulement il leur a rendu une existence près de s'éteindre, mais encore il les a élevés à la hauteur des stations thermales les plus importantes et de celles qui sont appelées à rendre les plus grands services.

CHAPITRE II.

Esquisse topographique de Foncirgue.

Les Eaux minérales de Foncirgue sont situées dans la commune du Peyrat, à 100 mètres à peu près du village de Labastide-sur-l'Hers, canton de Mirepoix, arrondissement de Pamiers (Ariége).

Cette station thermale, placée dans un des sites les plus agréables de notre département, est élevée de 304 mètres au-dessus du niveau de la mer.

Elle est peu éloignée de la route qui conduit de Limoux à Foix, située à 35 kilomètres de cette dernière ville et à 8 kilomètres de Lavelanet Les thermes se trouvent à l'ouest de l'extrémité inférieure de la dernière chaîne de montagnes calcaires appelée Plantorel, dont les crêtes arides et profondément taillées s'élèvent au-dessus d'une végétation riche et variée : délicieux contraste si fréquent dans nos Pyrénées, et qui fait le charme de l'artiste et du savant.

La gorge assez étendue dans laquelle les sources thermales prennent naissance, s'allonge d'un côté vers Labastide pour aller rejoindre la belle et fertile vallée de Sainte-Colombe, de

l'autre vers l'Aiguillon L'Hers la parcourt dans toute sa longueur. Cette rivière, qui fournit aux baigneurs de Foncirgue
d'excellentes truites et de belles anguilles, est contenue dans
son lit, à droite par une chaîne de montagnes très boisées, à
gauche par une route de grande communication qui s'élève de
4 à 5 mètres environ au-dessus de son niveau, et qui sert de
trait d'union entre deux routes impériales, celle de Foix à
Carcassonne d'une part, de l'autre celle de Foix à Perpignan.
Les abords de Foncirgue sont par conséquent très faciles, et l'on
peut descendre de voiture devant la porte de l'Etablissement.

Le sol d'où sourdent les sources thermales ne paraît pas avoir
subi les révolutions géologiques des temps antérieurs; l'absence
de roches trapéennes et basaltiques ne laisse pas supposer
l'existence d'anciens volcans; le calcaire primitif seul sert de
fondement et d'édifice.

Au midi des sources, quoique à une certaine distance, on
remarque, sur une certaine étendue, la présence de couches de
jais ou jayet, lignite compacte du groupe des carbonides. Le
jais, comme on le sait, sert à faire des bijoux de deuil et divers
objets de fantaisie, de nos jours très à la mode, que l'on fa-
brique à Labastide, et dont l'industrie n'est pas entièrement
perdue, comme semblerait le faire croire l'assertion d'un célèbre minéralogiste de l'époque.

Le climat de Foncirgue est tempéré et très sain; l'air y
est extrêmement pur.

Les sources minérales sont au nombre de trois; nous ne
prétendons parler que de celles qui sont reconnues avoir des
propriétés médicales.

Les vertus de ces trois sources sont à peu près les mêmes;
elles ne se différencient que par leur degré de thermalité, variable selon la source que l'on considère.

Le visiteur n'aperçoit à Foncirgue qu'une seule source thermale, celle qui alimente la buvette; mais, comme nous venons
de le dire, il en existe trois en réalité.

La première est située au levant et cachée dans l'intérieur

d'une annexe de l'établissement principal. Sa température est de 15 à 16 degrés centigrades. Elle sert à alimenter les bains, elle est, par conséquent, très abondante ; son niveau est constant, malgré la quantité énorme qu'en retirent les machines d'épuisement. Elle est recueillie dans un grand bassin au milieu duquel jouent trois pompes aspirantes et foulantes, qui, par des tuyaux convenablement disposés, distribuent l'eau dans chaque cabinet de bains et dans tous les points de l'établissement où le besoin l'exige. Au-desssus du bassin et à une hauteur convenable, on a élevé une baignoire spéciale dans laquelle on entre de plein pied, et destinée à recevoir les malades qui désirent prendre des douches. A cet effet, quatre tuyaux à jet continu, maîtrisé par des robinets appropriés, sont distribués de telle sorte que l'on peut administrer, selon le cas, des douches ascendantes, descendantes et latérales.

La deuxième source, située au midi, entretient la buvette. Sa température est de 20 degrés centigrades. C'est l'eau de cette source qui a servi à l'analyse et qui est distribuée aux buveurs.

La troisième, située à quelques pas de cette dernière, est plus thermale que les deux premières ; sa température est de 22 degrés centigrades. Elle se dérobe complètement à la vue, et l'on ne saurait en soupçonner l'existence.

Elle se déverse dans la rivière à côté et en avant de la dernière construction destinée à réunir une salle de café et de billard ; mais son origine véritable se trouve dans le petit carré long qui sert de parterre avoisinant la buvette. On se propose d'en opérer le captage et d'y faire les travaux d'appropriation nécessaires pour la mettre à la disposition des buveurs. Elle paraît contenir une plus grande quantité de gaz.

C'est dans l'intérieur de l'établissement principal que sont disposés, sur une même ligne, les cabinets de bains ; ils sont au nombre de huit, plusieurs contiennent deux baignoires. Cette heureuse disposition, si rare dans les stations thermales, met les baigneurs à l'abri de l'influence des agents atmosphériques extérieurs, et leur permet d'aller prendre leur bain et de remonter dans leur appartement sans qu'il soit nécessaire de quitter l'intérieur de l'établissement (1).

CHAPITRE III.

Analyse Chimique.

L'analyse chimique des eaux de Foncirgue date de 1835.

Elle fut faite par M. Fau, pharmacien de l'école de Paris, dans le laboratoire et sous les yeux de M. Balard, alors professeur de chimie à la Faculté des sciences de Montpellier, aujourd'hui professeur à la Faculté des sciences de Paris, membre de l'Institut, etc.

Propriétés physiques.

Le volume des eaux est resté indéterminé à cause de la difficulté qu'oppose le terrain à réunir ce liquide qui tend à s'échapper par infiltration; mais il est facile de juger approximativement qu'il est très-considérable, par l'impossibilité où l'on est d'en changer le niveau en faisant jouer des pompes et autres ustensiles d'épuisement. (2).

A l'époque où M. Fau, pharmacien, écrivait ces lignes, le captage des sources n'était pas aussi complet qu'il l'est aujour-

---

(1) Aujourd'hui l'on peut recevoir à Foncirgue plus de 150 personnes. La vie animale y est facile. Le pays est giboyeux, il est abondant en fruits de toute espèce. Un cuisinier est attaché à l'établissement. Il y a une table d'hôte. Cependant dans le but de faire profiter des effets salutaires des eaux des malades de toutes les conditions, et s'accommoder à toutes les positions, il y a des tables et des chambres à tout prix. On peut aussi, selon le désir, faire son ménage; le chef de l'établissement fournit tout le matériel nécessaire à chaque famille.

Le village de Labastide, voisin de cette station thermale, offre aussi aux baigneurs des ressources de tout genre. Les habitants sont polis, affables, et donnent asile aux malades qui préfèrent leur hospitalité.

(2) Analyse chimique des eaux minérales de Foncirgue par A. Fau. — Foix 1835, in-8° de 28 pages.

d'hui. L'eau de la buvette n'était pas recueillie avec autant de soins et entourée d'autant de précautions qu'elle l'est actuellement.

La surface de cette source est mise à l'abri de tout agent extérieur par une élégante construction en pierre de taille, formant colonne, dont la base dépasse en profondeur la naissance de la source, l'enclave de tout côté de telle façon qu'elle est isolée, quoi qu'on en dise, des sources qui l'avoisinent et garantie de toute infiltration. Le mélange ne peut donc s'opérer en aucune façon.

L'eau est ainsi renfermée dans un réservoir d'une capacité suffisante et prend issue par un tuyau de fonte sans avoir subi la moindre altération. C'est dans cet état qu'elle est offerte aux buveurs et mise en bouteilles. Le niveau de l'eau de ce réservoir est maintenu constant par un 2e tuyau d'échappement souterrain, qui déverse le trop plein dans la rivière.

L'eau est diaphane, elle jouit d'une limpidité parfaite et permanente même après le transport et un long séjour dans les bouteilles.

Elle est inodore; sa saveur est douce et agréable; elle est octueuse au toucher, sa température est de 20 degrés centigrades, malgré les variations atmosphériques, et alors même que le degré de thermalité du cours d'eau qui avoisine ces sources est à la glace fondante (1).

La surface de l'eau est sans cesse agitée par le dégagement tumultueux d'un gaz incolore et inodore qui traverse l'eau à gros bouillons; une bougie allumée plongée avec précaution dans ce gaz s'éteint subitement.

_____

(1) Nous ajoutons cette dernière remarque afin de détruire d'une façon irréfutable les assertions malveillantes et mensongères de certains médisants et calomniateurs d'habitude qui, dans leur sotte vanité, et fatalement poussés par un sentiment irrésistible de basse jalousie et de méchanceté instinctive, se drapent orgueilleusement du manteau du savoir pour jeter, dans une regrettable erreur, certaine classe de malades dont l'aveugle crédulité à de telles impostures est autorisée par leur ignorance ou leur bonne foi.

La quantité d'eau qui s'écoule de la source de la buvette peut être évaluée à dix hectolitres par heure.

Composition chimique.

Eau (pour un litre).

Substances gazeuses.	Acide carbonique..................	27, 02
	Azote	19, 38
	Oxygène.	4, 42
	Total	**50, 82**
Substances fixes.	Matière organique ressemblant à l'ulmine	0, 0352
	Sulfate de magnesie	0, 0127
	id. de soude	0, 0012
	id. de chaux.............	0, 0333
	Chlorure de magnésium..........	0, 0017
	id. de calcium	0, 0036
	Carbonate de chaux	0, 1897
	id. de magnésie	0, 0115
	Magnésie combinée à la matière organ.	0, 0070
	Oxide de fer et phosphate de chaux	0, 0077
	Silice....................	0, 0024
	Perte....................	0, 0071
	Total..........	**0, 3131**

Comme on le voit, l'eau de Foncirgue contient relativement une énorme proportion de matière organique indéterminée qui lui donne , sans doute, des vertus dont la chimie n'a pu encore nous rendre compte. Les progrès de cette science qui met , de nos jours, plus d'exactitude et de richesse scientifique dans ses investigations , nous font espérer que la nouvelle analyse des eaux de Foncirgue, qui va être mise à l'étude dans les laboratoires de l'académie de médecine, nous fournira des matériaux plus précieux qui nous éclaireront d'une manière plus parfaite sur la connaissance mieux raisonnée des effets curatifs de ces eaux, par la démonstration chimique et mathématique des principes minéralisateurs qui entrent dans leur composition intime.

Nous n'ignorons pas qu'il n'appartient pas à l'homme de

vouloir sonder les mystères de la nature, et dans le cas qui nous occupe, nous n'essayerons pas de rechercher par quel jeu secret, par qu'elles opérations souterraines, ces divers éléments constituants se trouvent si admirablement combinés dans les eaux minérales. L'étude clinique, si l'on peut ainsi parler, est jusqu'ici notre meilleure ressource pour la détermination précise de leur valeur. Car il est généralement reconnu que les eaux minérales peuvent posséder des propriétés dont la cause ne peut être exactement définie des chimistes ni des médecins. C'est donc dans la diversité des effets que l'on doit surtout établir la diversité de leur composition, et sous ce rapport, l'observation clinique est le meilleur juge.

Cependant, d'après l'analyse chimique qui nous indique la nature, la quantité des principes minéralisateurs de ces eaux et leur mode d'association, on peut, par analogie, préjuger de leurs effets physiologiques et thérapeutiques.

D'après ces résultats, les eaux de Foncirgue doivent être rangées dans la classe des eaux thermales superficielles, qualité que leur donne leur degré constant de température (20° centig). En second lieu, parmi celles qui sont dites acidules, gazeuses à cause de l'acide carbonique libre et à l'état de combinaison.

Patissier et Boutron-Charlard les rangent dans la classe des eaux salines à cause de la grande quantité de sels qui prédomine dans leur composition.

La faible quantité de fer qu'elles renferment ne permet pas de les compter au nombre des ferrugineuses proprement dites. Et pourtant ce corps simple, dont la présence est si fréquente dans les eaux minérales, dont il fait quelquefois la seule richesse, d'autres fois uni à d'autres substances minéralisantes, et considéré, dans les thermes, tantôt comme adjuvant médicamenteux, tantôt comme agent principal, combiné, comme il l'est dans les eaux de Foncirgue, peut jouer ces deux rôles tour à tour selon l'idiosyncrasie des malades ou l'état morbide dont ils sont affectés. Quoique ces eaux ne contiennent le fer qu'en faible proportion, nous ne serons donc pas surpris des succès que l'on en obtient dans des cas de névrose, sous la dépendance d'un état chlorotique, dans des cas d'aménorrhée résultant de la même affection ou d'anémie, dans toutes les circonstances où il s'agira de l'emploi du fer comme tonique reconstituant.

Comme le dit judicieusement M. Durand-Fardel « c'est sans » doute à l'état de dissolution et d'extrême division du fer » dans les eaux minérales, qu'il faut attribuer une telle effica- » cité, et surtout à son union avec d'autres principes minérali- » sateurs. »

Il suit de ces détails, et d'autres résultats analytiques qu'il est inutile de rapporter, qu'à cause des principes minéralisa- teurs, de la quantité des sels qui prédominent dans les eaux de Foncirgue, de leur thermalité et aussi de l'ensemble de leurs propriétés, qu'elles ne peuvent exclusivement appartenir à au- cune des catégories créées par la classification des eaux minérales. « La nature, dit Patissier, ne s'astreint pas toujours à nos clas- » sifications.

La nature des substances minéralisantes qui entrent dans leur composition, mise en regard des agents pharmaceutiques, leurs congénères, peut indiquer, par voie de comparaison, d'analogie, leur action thérapeutique. Elles doivent donc agir dans les cas où ces différentes substances, ces divers agents sont indiqués. Fai- sant ensuite la part des effets curatifs résultant de leur associa- tion, des divers modes et des différentes proportions dans les- quels ces principes sont combinés, nous arriverons méthodi- quement, dans la mesure du possible, à déterminer les indi- cations et contre-indications de leur emploi.

Néanmoins les eaux minérales sont des agents si complexes que l'on ne saurait, d'une manière absolue, par l'unique se- cours de l'analyse, indiquer avec précision leur action physio- logique et thérapeutique. L'observation clinique, comme nous l'avons fait remarquer plus haut, devient d'une indispensable nécessité pour asseoir, sur leur mode d'action, un jugement qui ait une valeur réelle. C'est pourquoi l'on doit faire la part

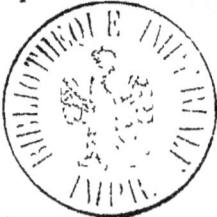

- 2

de chacun de ces moyens d'arriver à la vérité et par un heureux éclectisme savoir faire notre profit de ce que l'un et l'autre de ces moyens nous apprennent pour parvenir à la découverte des indications et contre-indications thérapeutiques qui doivent être de quelque utilité pour les malades.

A notre point de vue, en un mot, l'analyse chimique et l'observation clinique doivent se compléter mutuellement et servir tour à tour de démonstration et de preuve.

CHAPITRE IV.

Action Physiologique, Thérapeutique et Chimique des eaux de Foncirgue.

§. 1.

On croit vulgairement que plus la température d'un eau minérale est élevée, plus celle-ci possède de vertus.

Cette erreur, généralement accréditée et à laquelle peuvent seuls s'arrêter des esprits qui ne considèrent les choses qu'à un point de vue superficiel, peut conduire à des résultats fâcheux. On doit s'efforcer à la détruire.

Les propriétés des eaux minérales sont soumises, en effet, à la nature, à la quantité, à la diversité des principes minéralisateurs qui entrent dans leur composition, au mode d'association de tous ces agents thérapeutiques, dont la proportion ne saurait être plus convenablement établie et qui semblent calculées d'avance pour obtenir les meilleurs effets possibles.

Le calorique n'est qu'un accident de la nature; l'inégalité du calorique libre ou latent ne peut pas être prise en considération pour diminuer en rien la confiance qu'on doit avoir dans l'usage ou l'emploi médicinal d'une eau minérale (1).

Voilà pourquoi les chimistes et les minéralogistes les ont divisées en eaux minérales thermales et en eaux minérales froides.

(1) Dr Gout.

Les premières, en outre, ont été divisées en eaux thermales proprement dites et en eaux *thermales superficielles*. C'est à cette dernière catégorie qu'appartiennent les eaux de Foncirgue. Elles tiennent donc le milieu entre les absolument thermales et les froides.

De plus, personne n'ignore que les eaux acidules gazeuses, propriété de nos eaux, exposées à l'air libre et à une douce chaleur, laissent échapper le gaz d'où dépend leur principale vertu (2).

Accum (3) pose en principe, que plus l'eau est froide plus elle se chargera d'acide carbonique. Ce principe appliqué à l'espèce n'a pas besoin de commentaire.

Le gaz et le calorique sont d'ailleurs plus intimement combinés dans les eaux minérales que dans celles faites par l'art. Ce principe, dit le professeur Figuier, peut s'appliquer à tous les corps contenus dans les eaux minérales.

L'accroissement de température des eaux minérales ne dépend d'ailleurs que du degré de profondeur d'où elles sortent. La science est faite à cet égard. Cet accroissement est de 1 degré par 30 mètres, au-dessous du point de température moyenne. Il n'a fallu percer que de 548 mètres au milieu de la plaine de Paris pour avoir un puits artésien dont l'eau est constamment à 27 degrés centigrades (4).

En établissant la proportion on peut préjuger que les sources de Foncirgue viennent de 4 ou 500 mètres au-dessous du niveau d'où elles sortent.

Il découle évidemment de ces considérations, sur lesquelles il est inutile de s'appesantir et d'autres principes dont le détail serait superflu, que ce degré de température constant et peu élevé des eaux de Foncirgue est un des principaux motifs pour

(2) Patissier et Boutron-Charlard.
(3) Traité pratique sur l'usage et le mode d'application des réactifs chimiques fondé sur des expériences par F. Accum, chimiste manipulateur, traduit de l'anglais par Riffault, page 197, Paris 1819.
(4) Beudant, minéralogie, Paris 1845.

lesquels elles possèdent un si grand nombre de propriétés, surtout lorsqu'on en fait usage dans les affections du tube digestif et de ses annexes. Car ce degré de thermalité peu élevé fait qu'elles conservent mieux le gaz acide carbonique dont elles sont chargées, et qui contribue pour une si large part dans leurs effets curateurs.

Qui ne voit, maintenant, que le reproche fait aux eaux de Foncirgue, relativement à leur thermalité, prouve plutôt en leur faveur qu'il n'est à leur désavantage, et que cette mauvaise querelle n'est qu'un prétexte, un artifice adroitement employé pour donner le change à la multitude et lui faire perdre de vue le principal, le plus important objet de la question.

Avec les vertus qui leur sont propres, qui ne peuvent être contestées et qui ont été solennellement reconnues, on peut établir qu'elles sont plus généralement utiles que celles que l'on a pris à tâche de préconiser aveuglément d'une manière exclusive.

§. 2.

Action Physiologique.

Il est démontré par l'expérience et les observations d'un grand nombre de médecins, tant anciens que modernes, que les eaux de Foncirgue réunissent les qualités éminemment tempérantes, sédatives, diurétiques à la qualité doucement apéritive et légèrement tonique.

Inutile de dire que selon le genre d'affections, leur état aigu ou chronique, l'âge, le sexe, le tempérament, l'idiosyncrasie, les effets physiologiques et pathologiques sont variables.

Elles sont administrées en boissons, en bains et en douches. Prises en boisson, elles ont pour premier effet d'augmenter l'appétit. Elles rendent les digestions plus faciles, les sécrétions plus abondantes.

Elles agissent d'une manière spéciale sur les reins; la sécrétion urinaire est augmentée; cette sécrétion s'opère très-promptement après l'ingestion. Leur action se porte quelquefois sur les selles, mais, dans ces cas rares, la tolérance s'établit dans quelques jours ; elles restent dès lors diurétiques. Jamais il ne se manifeste d'excitation fébrile. La quantité d'acide carbonique qu'elles renferment, n'est pas assez considérable pour donner lieu à des congestions vers le cerveau, occasionner des maux de tête, de l'oppression, de la fièvre, de l'insomnie Elles ont une action directe sur tous les organes digestifs dont elles régularisent les fonctions, mais principalement sur l'estomac et l'intestin qu'elles fortifient sans exciter et dont elles calment l'état spasmodique

En bains, au-dessous de 26 ou 27 degrés de chaleur, elles sont en général, comme toniques, préférables aux bains froids. On peut, en effet, les mettre en usage à cette température sans craindre qu'ils produisent des congestions pernicieuses vers un organe essentiel à la vie, dans un état de vive irritation, d'engorgement ou affecté de faiblesse relative, que les bains froids occasionnent dans les constitutions délicates, et chez les individus dont les forces organiques très-affaiblies, sont incapables d'une réaction salutaire du centre vers la circonférence.

Les bains, pris à la température ordinaire, adoucissent la peau, lui donnent de la souplesse, la rendent onctueuse, modifient avantageusement la sécrétion glandulaire et folliculeuse de cet organe, détergent les plaies et les ulcères qui marchent dès-lors vers une prompte cicatrisation.

L'absorption qui s'opère par toute la périphérie du corps est très-prompte et se manifeste par une émission considérable d'urine fréquemment répétée. Ainsi l'eau de Foncirgue absorbée par le tégument externe produit sur les reins des effets analogues à ceux qu'elle occasionne lorsqu'elle est ingérée.

On n'éprouve pas en quittant le bain, cette fatigue, cette lassitude générale, cette *défaillance* que l'on ressent alors que l'on vient de s'immerger dans certaines eaux thermales ou dans un bain domestique. L'on se sent, en effet, plus dégagé, plus dispos, on respire avec délices, à pleins poumons; on dirait qu'il y a physiologiquement surcroît de force, de vitalité. En réalité ils n'ont agi, dans ce cas, que par leur propriété rafraîchissante, sédative. Ils ont tempéré le sang en y introduisant une certaine quantité de liquide chargé de principes dissolvants de la plasticité de cet organe en même temps qu'ils ont calmé le système nerveux ; l'harmonie ainsi rétablie entre le système circulatoire et le système nerveux est en partie cause de ce bien-être. Aussi les individus chez qui le tempérament sanguin prédomine, en ressentent-ils une action bienfaisante plus marquée.

Nous avons vu encore maintes personnes redouter, à cause de leur débilité extrême, de se plonger dans un bain d'eau de Foncirgue, et en ressortir avec un surcroît d'énergie relative qui faisait leur charme et leur surprise. Les tempéraments nerveux et sanguins sont heureusement influencés dans des cas semblables.

L'action tempérante , émolliente et sédative des bains d'eau de Foncirgue les rend par conséquent précieux aux personnes douées d'un tempérament sanguin, bilieux ou nerveux et dans les maladies où il existe un état inflammatoire ou nerveux , ou une prédisposition à ces états morbides.

L'action émolliente et tempérante que les bains exercent sur le tégument externe, sur la peau, est exercée plus directement en boisson sur la muqueuse du canal intestinal, ou tégument interne.

Soit en bains , soit en boissons, si l'on met surtout en usage ces deux modes d'emploi, on voit, sous leur influence, l'irritation des muqueuses en général se modifier. Les *gastrites*, les *entérites*, les *bronchites*, les *cystites*, les *urétrites*, les *vaginites*, ces affections étant surtout passées à l'état chronique , trouvent dans l'eau de Foncirgue leur véritable spécifique.

Les plaies qui tendent à devenir saignantes perdent par son action cet excès de tonicité et marchent rapidement vers une prompte guérison.

Le système osseux éprouve encore, d'une manière manifeste, leurs salutaires effets. Des caries invétérées ont cédé à leur usage en bains et en boissons. Ces effets curateurs , dans ce cas , sont dus à leur propriété émolliente , à l'existence de leurs principes alcalins, et principalement à la présence du phosphate de chaux et au peroyde de fer qui entre dans leur composition.

§. III.

Nous avons déjà dit en parlant de leur action sur l'estomac , qu'elles fortifiaient cet organe sans l'exciter et calmaient son état spasmodique.

Nous ne serons pas surpris , dès-lors , si nous leur voyons produire dans diverses affections de cet organe , du tube digestif en général et de ses annexes , des effets si merveilleux et que l'on croirait par fois tenir du prodige.

Elles sont excellentes pour calmer la soif.

Dans les gastrites aigues, dans tous les cas ou la susceptibilité trop grande de l'estomac ne peut supporter la présence des solides , voire même des liquides , l'eau de Foncirgue est aisément tolérée.

Elle doit, sans contre dit, cette propriété si précieuse à la présence de l'acide carbonique qui est le sédatif de l'estomac par excellence , aux sels basiques, et à la matière organique qui paraît réunir, au suprême degré, les qualités les plus émollientes et les plus tempérantes.

C'est pour nous , praticiens , voisins de ces thermes, disait le docteur Lombard , une ressource précieuse dont nous faisons profiter nos malades.

Prise à doses , même très-considérables, elle n'a jamais provoqué le moindre trouble fonctionnel , vérité déjà reconnue dans le 17e siècle par le docteur Izard et dont il est journellement facile de se convaincre. (1)

_____

(1) Le 17 octobre 1856, M. le docteur Belloc, d'Agen , en demandant au propriétaire de l'établissement , M. Higounet, l'envoi de 25 bouteilles d'eau de Foncirgue pour un de ses malades ajoutait : j'ai parcouru toutes les sources de l'Ariége et puis dire que celle dont l'eau m'a paru la plus *douce* et la *plus facile* à supporter à *quelque dose qu'elle soit* portée, est celle de Foncirgue.

Alors même qu'elle ne produit pas d'effet curatif chez des malades qui en font usage dans le but de se débarrasser d'affections contre lesquelles elle est reconnue impuissante, elle n'est jamais nuisible.

Nous voyons depuis quelques années, à Foncirgue, un cantonnier de Limoux qui dans l'espoir de guérir d'une maladie réputée incurable, ingère quotidiennement, dans son estomac, jusqu'à 90 verrées d'eau. Cet excès ne lui occasionne pas le moindre inconvénient fâcheux, ne provoque même pas d'effet purgatif; l'eau est rejetée par les urines peu de temps après son ingestion.

Etant accessible à tous les estomacs, excitant sensiblement l'appétit, les personnes atteintes de dyspépsie, d'anorexie, dont les organes digestifs sont paresseux et qui se présentent à table, à l'heure ordinaire du repas, sans ressentir le besoin de réparer leurs forces, qui éprouvent même du dégoût à la vue d'un mets qu'ils désiraient d'avance, se trouvent agréablement surpris de retrouver en peu de jours, non-seulement l'appétit qu'ils avaient perdu, mais encore d'être pressés par le sentiment de la faim. Elles se font quelquefois remarquer, dans ce cas, par la promptitude et la sûreté de leurs effets.

Dans la gastrite, la gastro-entérite, la gastralgie, la gastro-entéralgie non-seulement l'eau de Foncirgue est parfaitement tolérée et digérée, alors même que l'estomac rejète toute autre espèce de boisson, mais encore elle arrête les vomissements si fréquents dans ces affections. Les femmes enceintes, dont l'estomac est vivement impressionné par l'état de gestation, sujettes à des vomissements sympathiques de l'utérus qui les fatiguent et les jettent quelquefois dans un état voisin du marasme, voient ces vomissements suspendus, disparaître, leur digestion s'exécuter normalement et dès-lors leur grossesse suivre un cours régulier.

Combien de malades n'avons-nous pas vu et combien les médecins qui connaissent ces thermes ne peuvent-ils pas en citer, qui, se faisant transporter à Foncirgue dans un état de marasme alarmant, dont la vie semblait près de s'éteindre, ne pouvant supporter ni aliments , ni boisson , user de l'eau de ces sources, se trouver surpris d'abord de la tolérer et de la digérer si aisément, et dans l'espace de quelques jours se présenter à la table d'hôte et y faire honneur , sans inconvénient pour leur santé et sans éprouver le moindre trouble dans leurs digestions.

L'eau de Foncirgue,. nous a écrit M. le docteur Lombard , excite la sécrétion urinaire, tempère la chaleur du corps et procure un état de bien-être qu'on aurait en vain demandé à toute autre boisson ; non-seulement , elle à l'avantage, ajoute ce praticien, de contribuer à vaincre les inflammations gastro-intestinales qui tendent à revêtir le caractère de la chronicité, mais encore elles contribuent, par leur usage soutenu, à rétablir les fonctions des organes malades et les rappeler à la santé. Elles *tempèrent* les excitations inhérentes au tempérament sanguin.

La réputation de ces eaux , dit-il encore , est tellement répandue dans le public médical pour qu'on puisse dire , sans hésiter , que les médecins des départements voisins de ces thermes s'adressent à elles toutes les fois qu'ils ont à combattre des affections gastro-intestinales soit aïgues, soit chroniques. Si pour ma part j'étais obligé de compter mes malades qui y ont eu recours , je ne craindrais pas d'affirmer que le nombre en est très-grand et que j'ai toujours eu à m'en louer.

Afin de corroborer à ce sujet les assertions de M. le docteur Lombard , et prouver d'une façon péremptoire , combien sont merveilleux, dans des cas semblables, les effets curatifs des eaux de Foncirgue , nous ne saurions mieux faire que de citer textuellement une observation des plus intéressantes qu'a bien voulu nous communiquer M. le docteur Redon, de Villasavary (Aude) un des praticiens les plus éclairés de ce département.

1re OBSERVATION. Brunel, valet de labour dans la commune de Fanjeaux, fut atteint, en février 1842, d'une gastro-entérite. Le malade s'adressa à un de mes confrères , qui lui fit suivre, pendant l'espace de cinq mois , plusieurs traitements méthodi-

ques sans obtenir le moindre amendement. Réduit , par le
progrès du mal , à un état de marasme très-prononcé , le malade désira connaître mon opinion. J'avoue que bien grand fut
mon embarras pour conseiller un traitement qui put soulager ,
après tout ce qui avait été tenté , car son estomac , miné par
une inflammation chronique, était incapable de garder le moindre
aliment (n'importe la nature) qu'on lui confiait. Dès leur appré-
hension , un état de souffrance intolérable se déclarait et le
vomissement seul amendait cette position. La diarrhée achevait
d'anéantir le malade. Enfin un pouls misérable , une peau
terne et brûlante , un abdomen colé à la colonne vertébrale ,
une soif incessante et une insomnie complète faisaient présager
une prochaine catastrophe Eh ! bien, en désespoir de cause ,
voyant l'inutilité de ce qui avait été précédemment tenté, j'ai
conseillé à Brunel , dans un état aussi grave , l'usage des eaux
de Foncirgue. Le malade suit mes conseils. Après les premiers
jours de ce nouveau traitement , il sent, sous l'influence de
quelques verres d'eau et de trois ou quatre bains , son estomac
moins impressionnable ; la fièvre tombe et quinze jours suffirent pour le mettre en même de pouvoir digérer de la soupe ,
de la viande , en un mot , de reprendre à peu près ses premières habitudes. J'ai revu ce malade vingt jours après son
arrivée de Foncirgue , le mieux se soutient et j'ose espérer que
s'il ne commet pas d'imprudence il aura recouvré un état de
santé qu'il n'était pas en droit d'espérer sans le secours des eaux
de Foncirgue.

Après une observation semblable, rédigée, par un médecin
aussi distingué que praticien consciencieux , il est superflu de
faire l'éloge des eaux de Foncirgue. Pour prouver leur valeur et
leur efficacité dans les affections du tube digestif , il suffit d'être
historien.

CHAPITRE V.

§ 1.

Indication et contre-indication des eaux de Foncirgue.

De l'assentiment de tous les pathologistes et de tous les auteurs de nosographie, il n'existe pas d'état morbide plus difficile à combattre, dont on se rende plus difficilement maître, que celui qui revêt le caractère de la chronicité ou est passé surtout à cette période.

Les maladies chroniques sont absolument de même nature que les aiguës ; elles ne diffèrent de ces dernières que par la longueur de leur durée et la lenteur de leurs phénomènes eu égard à la marche ordinaire de ces divers états morbides dans la majorité des cas et le degré de vitalité des organes affectés.

Leur diagnostic est, en général, très-difficile et très-obscur. Les travaux récents de l'école de Paris et l'impulsion que cette école a donné à l'anatomie pathologique, élevée au degré des sciences, les plus utiles en médecine, a jeté, en ces derniers temps surtout, une grande clarté, une vive lumière dans le diagnostic de ces graves affections si négligées par les anciens.

La percussion et l'auscultation nous fournissent de puissants et sûrs moyens de reconnaître la cause et la nature de certains états morbides, autrefois ignorés ou confondus dans un mélange de symptômes communs à un grand nombre d'affections différentes de nature et d'origine.

Si les maladies chroniques n'agissent pas avec autant de violence et de promptitude que les maladies aiguës, elles n'en sont pas pour cela moins fâcheuses, car leur lenteur les rend plus sûrement funestes.

La thérapeutique des maladies chroniques s'est nécessairement ressentie de l'imperfection de leur pathologie. Ces affections étaient traitées par les adoucissants, les calmants, le plus généralement par les toniques qui semblent indiqués à cause de la déperdition continuelle des forces. Généralement dans ces cas , l'on ne combat que les effets et on laisse la cause continuer sourdement son travail de destruction. Brown remplaça toute médication par le vin. La plupart des médecins avaient réduit cette thérapeutique , à l'art de combiner les toniques de toutes les manières possibles. C'est contre les maladies chroniques, aujourd'hui si communes, et contre lesquelles viennent se heurter et se briser vainement les moyens médicamenteux les plus ingénieux , les agents pharmaceutiques le plus savamment combinés et associés que déjà , à son époque, Bordeu avait recommandé les eaux minérales. Les eaux minérales , conseillées à propros , disait ce célèbre médecin , deviennent un médicament aussi efficace qu'il est doux , agréable et d'une administration facile.

Dans le plus grand nombre de ces affections, en présence desquelles l'art se trouve si souvent impuissant , tous les médecins , suivant les leçons de cet illustre maître, préconisent unanimement aujourd'hui les eaux minérales. Mais beaucoup d'entre nous , faut-il bien l'avouer , ignorent les propriétés médicales de la plupart des eaux minérales. Quelques stations thermales jouissent seules du privilége d'être généralement connues.

Celles qui nous occupent doivent prendre rang parmi les plus utiles.

GASTRITE , ENTÉRITE, GASTRO-ENTÉRITE CHRONIQUES.

Parmi les affections chroniques qui se montrent les plus rebelles , nous mentionnerons les maladies des organes digestifs , sous-diaphragmatiques, et plus particulièrement la gastrite , la gastro-entérite, l'entérite, la gastralgie chroniques. Cette classe de maladies, semble au premier abord, bien connue. Il est peu de personnes aujourd'hui qui ne connaissent le mot gastrite qu'on applique vulgairement aux états morbides les plus divers de l'estomac. Et cependant la difficulté de leur étude , les nombreux travaux qui ont été écrits sur ces affections et les idées théoriques de Broussais et des médecins qui ont embrassé sa doctrine, avaient répandu tant d'erreurs et de confusion dans la précision de leur diagnostic et de leur traitement, qu'on avait peine à découvrir la vérité au milieu de tant d'assertions contradictoires.

Aujourd'hui on possède sur ces affections des idées plus nettes, plus précises, le diagnostic est plus certain. Si la gastrite primitive est considérée de nos jours comme une affection rare, on ne peut pas en dire autant de la gastrite secondaire qui est, par opposition, très-fréquente. Car elle survient fréquemment, dit Valleix, dans toutes les maladies aiguës où le mouvement fébrile est très-prononcé et elle se montre très-souvent dans le cours des maladies chroniques.

La gastrite simple est l'inflammation de l'estomac. La gastrite chronique simple est l'inflammation de l'estomac plus ou moins persistante et avec des symptômes généralement moins violents que ceux de la gastrite aiguë. Ces deux affections sont souvent confondues avec la gastralgie, état pathologique à formes aussi bizarres que variées, et qui est sous la dépendance d'un trouble nerveux, plus ou moins considérable de l'estomac, avec perturbation des digestions et ordinairement douleurs plus ou moins vives. Nous en dirons de même de la dyspépsie qui, le plus ordinairement entraîne aussi avec elle un trouble de l'innervation du canal intestinal, affection, dont on a récemment constaté la fréquence, dont on a fait un état morbide distinct qui a été si bien décrit par le professeur Chomel, de l'école de Paris, qui en a fait une étude si parfaite et dont il a si nettement tranché les symptômes.

Il n'entre pas dans le cadre de notre travail de faire la description de ces diverses affections, il nous suffit de les mentionner, il est bien plus utile d'indiquer la source où l'on peut puiser leur guérison.

Les eaux de Foncirgue ont de tous les temps été considérées comme le spécifique de ces affections chroniques. Il s'agit seulement de bien en déterminer l'opportunité.

Que l'ón se trouve en présence d'une gastrite chronique ou d'une gastralgie ; que l'on ait à combattre un état inflammatoire ou un état nerveux , l'eau de Foncirgue en fera toujours justice. Si elle a une action curative directe sur chacun de ces états isolés , son influence salutaire se fera également sentir lorsque ces états seront coëxistants. On trouve la raison de cette double action curative dans la multiplicité et l'heureuse association de ses qualités tempérantes , adoucissantes , dissolvantes de la plasticité du sang qu'elle rend plus liquide , qu'elle rafraîchit et dissout, pour me servir d'expressions vulgaires , puis par leur vertu calmante , sédative du système nerveux , comme nous le prouverons plus bas.

Il est des médecins qui croient, et c'est une erreur selon nous, que toutes les maladies chroniques entraînent après elles l'atonie, l'inertie des organes , la faiblesse , ils s'adressent dès-lors exclusivement aux toniques diversement associés. L'insuccès qui est le résultat presque constant de cette pratique ne leur fait cependant pas ouvrir les yeux et malgré leur déception journalière , ils ne s'aperçoivent pas qu'ils ont fait fausse route et persistent à progresser dans cette mauvaise voie. Les eaux de Foncirgue nous prouvent par le succès qu'on obtient de leur usage dans les maladies chroniques du tube digestif et de ses annexes, que les tempérants jouent le principal rôle dans la curation de beaucoup d'entre elles et que les toniques dans des cas de cette nature doivent venir en seconde ligne. Il existe des affections chroniques , cependant , qui sont entretenues par un état d'atonie, d'adynamie, d'inertie absolue des organes, si l'on veut, il faudrait dans ce cas agir contrairement. Mais le plus souvent encore est-on obligé d'avoir recours aux tempérants , unis aux toniques. Les eaux de Foncirgue rendent aussi, dans ce cas, d'utiles services, car elles renferment ces deux modes de médication : les sels basiques et le fer.

Faudrait-il donner la préférence à une médication tonique plus énergique ? Foncirgue possède non loin de ses thermes une source ferrugineuse abondante qui porte le nom de Fontaine de

Pechboulan ; l'association des eaux de Foncirgue avec celles de Pechboulan offre des résultats très-avantageux , quelquefois plus prompts que lorsque l'on fait usage de l'une d'entre elles , d'une façon exclusive , dans le cas de chlorose , d'amenorrhée , de dysmenorrhée , de fleurs blanches compliquées de névrose. Mais , dans ce cas il est utile de commencer la médication par les eaux de Foncirgue en bains et en boisson , surtout quand dans le traitement de la maladie on a à détruire les embarras des viscères abdominaux. Plus tard on fait usage de l'eau de Pechboulan en boisson et de l'eau de Foncirgue en bains. Ces deux sources peuvent se prêter un mutuel secours ; et certaine catégorie de malades peut dans le cas , surtout , que nous indiquons en passant, en retirer les avantages les plus précieux. En combinant à propos ces deux modes de médication, le médecin peut parvenir, au moyen de l'association thérapeutique de ces deux sources , à se rendre maître de maladies chroniques , invétérées contre lesquelles l'art se trouve impuissant.

Nous espérons avoir plus tard l'occasion de parler plus longuement des avantages aussi précieux que rares que peut nous offrir l'association thérapeutique des eaux de Foncirgue avec l'eau de Pechboulan.

§. II.

Autres catégories d'affections particulièrement curables par les eaux de Foncirgue.

Les gastrites, les entérites , les colites , entéro-colites chroniques ne sont pas les seules affections curables par les eaux de Foncirgue. Elles étendent aussi généralement leur action sur les affections nerveuses en général.

AFFECTIONS NERVEUSES.

Les affections que les eaux de Foncirgue combattent aussi victorieusement, si non plus et dans lesquelles , avec leurs secours, on obtient des succès d'autant plus merveilleux qu'ils sont le plus souvent inattendus ; qui résistent le plus fréquemment aux traitements les plus méthodiques ; contre lesquelles on épuise en vain toutes les ressources de l'arsenal pharmaceutique, les affections, dis-je, dans lesquelles elles développent toute leur puissance salutaire, sont celles où un état de phlogose coëxiste avec un état nerveux et réciproquement quel que soit d'ailleurs l'appareil de l'organisme qui soit localement ou généralement atteint.

Le diagnostic de ce genre d'affections est souvent difficile et obscur et entraine conséquemment à des erreurs de traitement qui ne peuvent qu'aggraver l'état des malades. Les eaux de Foncirgue mettent à l'abri de ce danger.

Elles possèdent, au plus haut degré, la propriété d'adoucir et de calmer la sensibilité lorsqu'elle est excessive et de détruire l'état de phlogose et l'état spasmodique (états morbides si fréquemment coëxistants) surtout des voies digestives A elles seules elles nous offrent un des matériaux les plus précieux d'un traitement méthodique le plus rationnel et le plus complet.

Nous voyons, en effet, tous les jours céder à l'emploi de ces eaux, non-seulement les gastrites et les entérites chroniques, les engorgements des viscères contenus dans la cavité pelvi-abdominale, mais encore les visceralgies en général, les gastralgies, les gastro-entéralgies, la névralgie vésicale, anale, l'hystéralgie. Elles triomphent par conséquent des dyspépsies, des borborygmes, des flatuosités intestinales, des gonflements, des battements gastriques qui le plus souvent sont symptomatiques d'une gastralgie ou d'une entéralgie, et sont des effets si communs des mouvements irréguliers des nerfs du système gastrique et la succession ou la coëxistence d'un état phlegmasique ou de l'atonie des organes abdominaux.

Elles sont donc un remède utile dans les cas de névrose ou de maladie nerveuse compliquée ou non, d'un état phlégmasique, avantageusement combattus par les antispasmodiques unis aux adoucissants et aux toniques. C'est, sans nul doute, par leur vertu tempérante, combinée avec des éléments toniques, que les eaux de Foncirgue guérisent tant de maladies où les débilitants seuls semblent indiqués (1).

ASTHME.

L'asthme nerveux, l'asthme humide, affections si rebelles, sont quelquefois guéries et toujours soulagées et améliorées par l'usage des eaux de Foncirgue. M. D. P. de Toulouse, atteint depuis longues années d'asthme humide, ne doit la vie et l'état de santé dont il jouit, qu'à l'usage soutenu de ces eaux dont il use en boisson pendant tout le cours de l'année. A l'époque de la saison des eaux il vient à Foncirgue la boire sur place. Lorsqu'il suspend leur emploi, pour des causes indépendantes

---

(1) Je ne puis m'empêcher, dit Tissot, de m'élever contre l'habitude détestable que l'on a de conclure toujours de la sensation de chaleur à la nécessité d'employer les médicaments que les auteurs de matière médicale nomment proprement rafraîchissants. Car cette sensation de chaleur est très-souvent due au défaut de bons sucs, à l'acrimonie et à la crudité qui sont le produit de la faiblesse, et souvent la fièvre est causée par l'atonie du système vasculaire. Combien ne voit-on pas de santés ruinées, parce qu'en pareil cas on a eu recours aux saignées, aux raffraîchissants, aux lavements, aux bains tièdes, moyens qui ne font qu'augmenter la faiblesse, la chaleur et l'acrimonie et qui donnent enfin naissance à la véritable fièvre hectique qu'on aurait prévenue si l'on avait combiné les toniques heureusement associés aux tempérents (Tissot, épid. de Lauzanne.)

Quoique écrite dans un langage scientifique qui n'est plus de notre époque, la leçon n'en est pas moins bonne pour cette classe de cuisiniers médicaux qui, gonflés d'un sot orgueil et de ridicules prétentions, dédaignent d'interroger leurs malades, comme s'ils possédaient l'art divinatoire, s'embarrassent peu de la confusion des symptômes, se confiant à ce qu'ils appellent leur vieille pratique, qui dans ce cas ne peut être très-éclairée, s'attachent au symptôme *douleur*, croient avoir guéri le malade parce qu'ils l'auront abruti par l'opium et pensent avoir tout fait lorsqu'ils ont prescrit un julep calmant, un lavement, un bain de pieds ou une application de sangsues. Cette sorte de médication est pour eux le soulier de Théramène, bon à tous pieds. La simplicité de cette vieille pratique abrège l'étude et les recherches et sert à merveille l'ignorance. (Voyage aux Pyrénées françaises.)

de sa volonté, sa respiration devient pénible, la poitrine est oppressée et tout le cortége des symptômes qui caractérisent cette affection reprend sa marche (1).

CHORÉE.

La chorée ou danse de St-Gui, dont le symptôme capital est le trouble singulier que présente la motilité, qu'elle soit générale ou partielle, qu'elle dépende d'une affection du système nerveux ou qu'elle se soit développée sous l'influence d'une maladie occupant le canal intestinal, ou à la suite de la suppression des règles, la chorée cède à leur emploi en bains et en boisson.

HYSTÉRIE.

L'hystérie idiopatique ou symptomatique d'une lésion de l'utérus, telle qu'une phlogose, des déplacements, est toujours avantageusement combattue.

Les céphalalgies, les hémicranies, les névralgies faciales, l'hypochondrie résistent rarement à leur action salutaire.

« Les maladies vaporeuses, spasmodiques, dit Tissot, ne tiennent pas toujours à une mauvaise disposition du système nerveux, elles sont quelquefois sympathiques et dépendent d'un état maladif de l'estomac, du canal intestinal et des divers viscères, en général, contenus dans la cavité pelvi-abdominale.» Dans des névralgies ou des névroses, qui reconnaissent pour cause des troubles semblables, les eaux de Foncirgue produisent des effets souverains. Nous allons en citer un exemple à l'occasion d'un tremblement nerveux, affection développée sous l'influence d'un trouble survenu dans les fonctions digestives, et qui disparut, avec l'état morbide qui lui avait donné naissance, par le seul usage des eaux de Foncirgue.

TREMBLEMENT NERVEUX.

Le tremblement nerveux consiste dans de légères oscillations

(1) Voir l'observation 29.

involontaires des membres, de la tête, plus rarement du tronc. Il est quelquefois idiopathique. Plus souvent il survient sous l'influence de causes spéciales telles que l'emploi mal dirigé ou exagéré des mercuriaux ou de leur absorption lorsqu'ils sont réduits en vapeur, comme il advient chez les doreurs sur métaux, les ouvriers des manufactures de glaces, les chapeliers, les ouvriers qui exploitent les mines de mercure. Il peut être occasionné par l'opium, le tabac, l'abus des boissons alcooliques, les émotions morales vives, l'abus des plaisirs vénériens. On l'observe encore dans la névralgie générale. Quelle qu'en soit la cause, cette affection est heureusement influencée par les eaux de Foncirgue. Nous allons en rapporter une observation.

2ᵉ Observation. — En septembre 1852, M. E. V. de B. d'après les conseils de M. le docteur Viguerie, de Toulouse, se fit transporter à Foncirgue dans le but de faire usage de ces eaux. M. E. V. de B. est âgé de 60 ans, d'un tempérament nervoso-sanguin, d'une constitution robuste ; il est extrêmement impressionnable. Il a presque toujours joui d'une bonne santé qui a été altérée dans ces derniers temps par des troubles graves survenus dans les voies digestives, par une gastro-entérite, pendant le cours de laquelle s'est manifesté un tremblement nerveux. Il n'a jamais été soumis à un traitement hydrargyrique ; sa maladie semble reconnaître pour cause des émotions morales vives et douloureuses.

Lorsque M. V. de B. arriva à Foncirgue, il était dans un état de maigreur extrême, sa constitution était délabrée, son estomac ne pouvait supporter aucun aliment solide, cet organe n'était accessible qu'aux boissons raffraîchissantes et légèrement acidulées. Il éprouvait des douleurs par fois très-vives dans le canal intestinal, diarrhée, insomnie, pouls petit et fréquent, peau sèche. En un mot notre malade était sous l'influence d'une gastro-entérite chronique. C'est à la suite de cet état de souffrance prolongé que le tremblement nerveux s'était déclaré, trois mois après l'invasion de la première affection. Le malade remarqua à ce moment moins de sûreté dans ses mouvements surtout lorsqu'il voulait porter le verre à la bouche ou qu'il lisait un journal qu'il tenait à la main. Il rejeta tout d'abord cet ordre de phénomènes sur le compte de la faiblesse générale, mais quelques temps après, ses membres inférieurs présentèrent de l'incertitude dans les mouvements. Debout, les genoux tremblaient; la marche était mal assurée. Il consulta de nouveau son médecin qui lui conseilla les bains de Luchon. Arrivé à cette station, ayant fait pendant deux jours usage de ses eaux, il fut obligé de l'abandonner; son état était devenu alarmant, c'est alors qu'il eut recours aux eaux de Foncirgue. Deux jours après qu'il eut fait usage de ces eaux en boisson et en bains, son état fut sensiblement amélioré. Son estomac put digérer quelques aliments solides ; le malade se servait de ses membres avec plus de sûreté. Le mieux continua de jour en jour et quinze jours à peine étaient-ils écoulés qu'il abandonna Foncirgue dans un état de santé parfaite et retourna à Luchon. La transformation avait été si prompte et si heureuse que M. le docteur Viguerie fut surpris d'une guérison si rapide et en félicita son malade. L'année suivante M. V. de B. fit encore usage sur place des eaux de Foncirgue quoique sa maladie n'eut pas reparu. Nous avons eu, depuis, occasion de revoir le malade, ses fonctions digestives s'accomplissent à merveille, il a repris de l'embonpoint, il n'est plus question de tremblement.

RHUMATISME.

Les rhumatismes articulaire et musculaire chroniques cèdent aussi à leur usage ; elles améliorent la position souvent déplorable des malades qui en sont atteints, elles opèrent par fois la cure radicale de cette affection.

Nous trouvons, à cette occasion, sur les registres de l'établissement, la relation trop peu détaillée d'une guérison qui a fait la surprise de toutes les personnes qui connaissaient la malade, qui en est le sujet, et son piteux état. Cette observation quoique incomplète et manquant d'authenticité scientifique est néanmoins d'un saisissant intérêt et témoigne de l'efficacité de nos eaux dans des affections de ce genre.

3ᵉ OBSERVATION. — La nommée J. M., du Peyrat, fut transportée à Foncirgue, en désespoir de cause, après avoir inutilement subi de nombreux traitements dont nous ne connaissons pas la nature. Elle était âgée de 18 ans, d'une constitution forte. Depuis plusieurs années elle avait perdu l'usage de tous ses membres ; elle était obligée de garder le repos le plus absolu, elle ne pouvait se livrer au moindre mouvement sans éprouver des douleurs intolérables. Ses bras étaient contournés, ses doigts crispés en dedans ; les membres pelviens avaient subi les mêmes déviations pathologiques. Elle ne pouvait par conséquent garder la station debout, ni assise, à plus forte raison la marche lui était-elle interdite. Il y avait, comme dit Sauvages, pour caractériser ce symptôme, contracture permanente. La malade fit usage des eaux de Foncirgue en bains et en boisson. Au bout de huit jours les douleurs avaient disparu, la souplesse commença à renaître dans les membres, les doigts et les orteils perdirent une partie de leur raideur primitive ; on pouvait les détendre sans douleur. Au quinzième jour la malade put marcher avec des crosses. Après un mois de traitement elle fit cadeau de ses crosses à l'établissement et s'en retourna guérie.

Ce fait que nous ne pouvons narrer en détail, manquant sous ce rapport de documents scientifiques, est connu de tous les habitants des environs de ces thermes et de quelques personnes qui viennent habituellement, tous les ans à Foncirgue rétablir leur santé.

MALADIES DU FOIE.

Les eaux de Foncirgue exercent une action spéciale sur le système biliaire. On retire de précieux avantages de leur emploi dans les maladies du foie avec éréthisme, dans l'ictère, dans les vomissements bilieux, les diarrhées bilieuses, la colique hépatique. Nous en avons obtenu aussi du succès dans les obstructions de cet organe.

MALADIES DES ORGANES GÉNITO-URINAIRES.

C'est encore à juste titre qu'elles ont été vantées dans les maladies des organes génito-urinaires, dans la néphrite chronique, la néphralgie ; dans les coliques qui sont sous la dépendance d'une affection de l'organe secréteur de l'urine ; dans la cystite chronique, même dans les affections calculeuses, sans toutefois vouloir comparer leur énergie, dans ce cas, avec les eaux de Vichy ou de Contrexville.

Les personnes dont les rapports sexsuels sont douloureux , dont les organes génito-urinaires sont atteints de phlogose plus ou moins intense, qui sont sous l'influence d'une inflammation chronique de l'utérus en obtiennent les effets les plus salutaires.

Les hommes affectés d'irritation du canal de l'urétre, avec ou sans écoulement , se débarrassent aisément de cette maladie qui souvent est très-persistante et peut occasionner des résultats fâcheux.

Les affections syphilitiques sont heureusement influencées par l'emploi de ces eaux. Nous avons pu constater leur utilité dans plusieurs cas ; entre autre chez une personne dont le front était couvert de plaques muqueuses ulcérées. Les eaux employées en lotions et en boisson firent disparaître ce symptôme incommode , le malade ne fut soumis que plus tard et sur nos instances , à un traitement antisyphilitique méthodique.

L'amenorrhée, la dysmenorrhée, la chlorose , la ménorrhagie, la leucorrhée sont des affections très-communes chez les femmes et les jeunes personnes. Elles coëxistent fréquemment avec un état nerveux dont les manifestations sont aussi diverses que bizarres et revêtent des formes très-variées. L'état d'épuisement, d'atonie, de marasme que produisent ces différentes maladies passées à l'état chronique font croire quelquefois à l'existence d'une affection tuberculeuse à laquelle elles empruntent quelques symptômes généraux.

La cause de ces états morbides est connue de tous. Elle consiste dans une constitution vicieuse du sang , dans le défaut de proportion convenable d'un élément constituant de cet organe, dans la diminution de la quantité normale de ces globules en même temps que des autres matières solides. Cette diminution de globules se rencontre encore dans l'anémie qui a de nombreux rapports avec la chlorose. L'amenorrhée, la dysmenorrhée et la ménorrhagie ne sont le plus souvent que des suites de la chlorose, des états symptômatiques de cette dernière affection. Le fer est le remède souverain, le spécifique de ces maladies. Les eaux de Foncirgue, comme nous l'avons déjà vu, en contiennent une assez grande proportion ; elles doivent donc être dans ce cas très-salutaires. Nous savons aussi qu'elles ont une action directe sur le système nerveux ; par conséquent elles agiront et agissent en effet, d'une façon doublement heureuse, dans les affections de ce genre compliquées d'état nerveux. En usant de ces eaux en bains et en boisson ; on obtient donc un double résultat, on produit à la fois deux effets curatifs, on calme la sensibilité trop grande du système nerveux et on rend au sang le fer, l'élément qui lui faisait défaut. Dès lors les règles reprennent leur cours habituel, les fleurs blanches, l'anhélation, les palpitations tout cet ensemble de symptômes disparait et l'harmonie est rétablie dans l'appareil du système circulatoire et de l'innervation.

HYDROPISIES.

Les hydropisies, en général, les infiltrations idiopathiques ou symptômatiques d'un état morbide sont particulièrement curables par les eaux de Foncirgue. Les médecins anciens, qui avaient l'habitude d'administrer ces eaux, en avaient déjà fait mention. Ces eaux étant éminemment diurétiques leur action trouve par conséquent une explication naturelle quand on les dirige avec succès contre ces collections de liquide amassé dans les cavités séreuses ou infiltré dans les mailles des tissus, comme dans l'anasarque. L'observation suivante vient à l'appui de leur efficacité sous ce rapport.

4° OBSERVATION. — Mme C. de Montgaillard (Ariége), était atteinte d'hydropisie ascite sthénique, survenue à la suite de couches et sous l'influence d'un refroidissement subit, le corps étant en sueur. Elle est douée d'un tempérament lymphatique-sanguin, âgée de 28 ans, constitution bonne. Elle a été soumise pendant quelques mois , sans succès , à un traitement rationnel par les saignées et les hydragogues. Elle a demandé l'opinion et les conseils de plusieurs médecins sur son état. L'hydropisie a résisté aux médications diverses dirigées contre elle ; sa marche n'a nullement été entravée. En désespoir de cause on a proposé à Mme C. l'opération de la paracentèse (la ponction abdominale) à laquelle la malade refusa de se soumettre.

M. le docteur Rives, de Mirepoix , lui conseilla alors l'usage des eaux de Foncirgue. Elle suivit cet avis et se rendit à la fin du mois d'août 1857 à cette station thermale. L'intumescence abdominale était, à ce moment , très-considérable ; l'épanchement était devenu , à cette époque , assez abondant pour soulever fortement la ligne blanche ; l'abdomen était plutôt globuleux qu'applati ; le ventre était tendu , rénitent et se laissait difficilement déprimer ; la peau ne présentait pas d'altération très-marquée. La fluctuation était évidente , la palpation ne fit pas découvrir de tumeur ; le mesentère était sain ; les membres inférieurs étaient œdématiés. Les digestions sont pénibles ; la malade accuse dans l'intestin des coliques violentes qui l'accablent pendant la nuit et troublent son repos ; il survient par fois des vomissements ; l'appétit est altéré , capricieux ; la soif peu vive ; la peau est terne et se fait remarquer par sa sécheresse partout où il n'existe pas d'infiltration de sérosité ; les urines sont rares et sédimenteuses ; les selles un peu liquides ; l'oppression est peu considérable ; les menstrues sont supprimées. Le canal intestinal n'est pas organiquement affecté ; les organes sus et sous-diaphragmatiques n'offrent pas d'altération pathologique.

Après huit jours de traitement, qui consiste à prendre une nourriture peu abondante et de facile digestion et à boire, dans le courant de la journée , six à huit verres d'eau à petites doses et à divers intervalles, l'intumescence de l'abdomen diminua de beaucoup. A cette époque, et en si bonne voie, la malade commit une imprudence semblable à celle qui avait primitivement déterminé l'hydropisie. Les coliques devinrent plus violentes, les vomissements qui avaient cessé reparurent avec plus d'intensité, elle crut que l'usage des eaux lui était contraire, elle quitta Foncirgue pour quelques jours. Les conseils de son médecin l'y ramenèrent.

Elle recommença, plus confiante, le traitement adopté en premier lieu et cette fois avec plus de persistance. Après quelques jours les urines devinrent plus abondantes, la malade éprouvait de l'ardeur, de la cuisson dans le canal de l'urètre pendant leur émission; elles étaient fortement sédimenteuses. Quotidiennement, leur fréquence et leur abondance augmentaient sensiblement quoique la quantité d'eau ingérée fut la même; l'abdomen diminua graduellement de volume, les vomissements cessèrent, les coliques disparurent, les digestions devinrent plus régulières. Enfin après un mois de séjour l'hydropisie ascite et l'œdème des extrémités inférieures n'existaient plus. Les menstrues reprirent normalement leur cours. Mme C. put rentrer dans ses foyers complétement et radicalement guérie. Nous pouvons dire radicalement car nous avons eu occasion de revoir cette dame cette année même, l'hydropisie n'a pas reparu et l'état de santé de Mme C. ne laisse rien à désirer.

Cette guérison prouverait suffisamment l'action diurétique des eaux de Foncirgue si elle n'était d'ailleurs constatée. Mais elle atteste encore leur puissance tempérante et résolutive et l'impression directe que ces eaux exercent sur les séreuses et les organes sécrétoires en général.

Elles produisent des effets analogues dans les hydropisies, les œdémes, les infiltrations symptômatiques d'affections de nature différente. Elles détruisent ou atténuent cet ordre de phénomènes alors même que ceux-ci reconnaissent pour cause une maladie organique du cœur, du foie, des organes respiratoires, ou une action mécanique, telle que la compression des vaisseaux par une tumeur, ou bien une constitutution vicieuse du sang. Elles procurent au malade un soulagement marqué, relativement à l'incurabilité de ces diverses affections et à la difficulté, qu'en pareille circonstance, éprouve le médecin désireux de diminuer l'intensité de ce symptôme toujours aggravant.

OPHTALMIES.

Il existe encore d'autres maladies ou les eaux de Foncirgue sont avantageusement appliquées. D'après l'observation des médecins anciens et modernes, de ceux surtout qui ont exercé ou exercent encore leur art dans le voisinage de ces thermes, les ophtalmies rebelles cèdent à leur usage. Elles sont dans ce cas employées en lotions et en boisson. Déjà en 1782 nous trouvons l'observation, recueillie par un médecin : « La » femme de Cazal-Catinat du Carla-de-Roquefort, qui, sujette » à des ophtalmies rebelles et à des ulcères sur les cartiloges » tarses, fut adressée aux dites eaux et bains par le docteur » Izard, s'en retourna guérie et jouit (1800) d'une heureuse » vieillesse. » Nous citerons plus bas des observations plus récentes.

MALADIES DE LA PEAU.

Les affections de la peau sont très-nombreuses et très-variées, qu'elles soient le résultat d'une inflammation non spécifique, surtout à l'état chronique ou d'une lésion de sécrétion ou de la sensibilité de la peau, les eaux et les bains de Foncirgue y apportent, dans la plupart des cas, une grande amélioration, si toutefois elles n'en produisent pas la cure radicale. On en obtient des avantages inconstestables dans l'herpés, le rupia, le psoriasis pour le groupe des inflammations ; l'acné, qui est le résultat d'une lésion de la sécrétion folliculeuse ; l'hyperesthésie, le lichen, le prurit, le prurigo lésions de la peau.

PLAIES ET ULCÈRES.

Elles font aussi des merveilles, disait le docteur Izard, en 1800, sur les plaies et les ulcères prises intérieurement et par lotions.

5ᵉ OBSERVATION. — Le nommé Simorre, de Stᵉ-Colombe, ouvrier

drosseur , eut l'avant-bras droit saisi , faute d'attention, pendant l'exercice de son travail , par les engrenages d'une drosse. Les dents de cette machine lui lacérèrent les chairs du membre supérieur qui eût incontestablement été broyé si l'on ne fut arrivé assez à temps au secours de ce malheureux. La peau et une partie des muscles de l'avant-bras étaient littéralement dilacérés en mille pièces : les artères radiale et cubitale furent heureusement respectées , quelques ramifications de ces vaisseaux déchirées par arrachement donnèrent une grande quantité de sang.

Malgré les secours accordés à ce blessé, le bras offrit dans quelques jours une tuméfaction si considérable , les désordres d'ailleurs étaient si graves que l'amputation fut proposée ; le malade s'obstina à ne pas vouloir s'y soumettre malgré les dangers imminents qu'on lui faisait entrevoir. Quelques points gangreneux se manifestèrent sur divers endroits de la surface blessée ; cette complication n'ébranla pas sa résolution. Ayant entendu parler de l'efficacité des eaux de Foncirgue dans les cas de blessure avec plaie , il se fit transporter sur les lieux et fit pendant vingt jours des lotions avec l'eau de ces thermes ; trois fois par jour il plongeait son bras dans un bain de la même eau. L'enflure disparut rapidement, la plaie se détergea , fut recouverte de bourgeons de bonne nature et bientôt après tapissés par un tissu inodulaire résistant , régulièrement moulé sur la circonférence de l'avant-bras. A cette époque le blessé put reprendre ses occupations et se servir de son bras presque aussi parfaitement qu'avant l'accident. Les eaux de Foncirgue avaient sauvé son bras du couteau et avaient conservé à l'ouvrier un membre indispensable à ses travaux.

Les registres de l'établissement rapportent un cas de guérison de fistule anale dont le nommé Mathieu Matignol , de Mirepoix, était atteint. L'existence de la fistule avait été constatée et traitée par plusieurs médecins.

Dans son esquisse, M. Fau, père, dit que la demoiselle Davès, de Castres , avait une fistule salivaire à la joue droite , et qu'elle en fut guérie dans l'espace de six semaines en usant des eaux et des bains de Foncirgue.

Pierre Audoui, de l'Espine, qui avait eu, dans le temps, une fracture composée et compliquée d'ulcères avec carie, a été radicalement guéri par les eaux et bains de Foncirgue (Loc. cit.)

Nous pourrions à l'infini, multiplier des citations de ce genre. Ces cas suffisent pour indiquer l'utilité de ces sources dans ces catégories d'affection.

Les eaux de Foncirgue produisant des résultats avantageux dans les cas de plaies et d'ulcères, nous sommes autorisés à croire que l'Etat trouverait dans ces eaux une ressource précieuse, un puissant auxiliaire pour la guérison d'affections semblables, pour le traitement desquelles des militaires séjournent, indéfiniment et sans amélioration sensible, dans les hôpitaux affectés à leur soulagement.

STÉRILITÉ.

Nous lisons dans l'esquisse des eaux minérales de Foncirgue (Loc. cit) un grand nombre d'observations ayant trait à des stérilités vaincues. La stérilité, chez les femmes, reconnaissant des causes diverses, étant sous la dépendance d'états morbides variés, il ne serait pas surprenant que certains ordres de causes qui la produisent, disparaissant sous l'influence de ces eaux, la fécondité ne devint possible.

CONVALESCENCE.

La convalescence ne peut exactement se définir. La plupart des auteurs de pathologie générale nomment cet état : le retour de la maladie à la santé. Mais cette transition est ordinairement si ménagée qu'il est difficile de dire avec précision où finit l'un de ces états et où commence l'autre. D'une manière générale, la convalescence a lieu dès que les phénomènes de bon augure l'emportent sur les autres et s'accroissent de jour en jour ; lorsque chacun des organes revient graduellement à l'exercice normal de ses fonctions. D'ordinaire il reste dans l'organe qui a été affecté une susceptibilité morbide à laquelle on ne saurait donner trop d'attention , si on veut éviter les rechûtes et les récidives.

La durée de la convalescence est variable ; elle est ordinairement plus longue à la suite des affections chroniques. La faiblesse qui l'accompagne dépend de la déperdition des matériaux nutritifs consommés par le travail morbide , soustraits par les émissions sanguines , les vomitifs , les purgatifs , chassés au dehors par la sueur , les urines ; elle dépend encore de ce qu'il reste dans un ou plusieurs organes internes un certain degré de surexcitation qui entretient la débilité des organes extérieurs ; enfin il ne faut pas oublier que si l'influence nerveuse qui préside à la locomotion est affaiblie, celle qui préside à l'organe des sens, à la sensibilité, est d'autant plus exaltée.

Au milieu des phénomènes de la convalescence , on observe le plus ordinairement un certain degré de phlogose , quelques signes d'irritation gastrique ou intestinale, quelque fois avec prostration profonde qui fait croire à l'existence d'une gastrite ou d'une gastro-entérite chronique. Les malades convalescents ont d'ordinaire recours aux stimulants , et le plus souvent dans le but mal compris et par désir de recouvrer immédiatement les forces, plutôt que par véritable appétence. Ils augmentent , par ces imprudents moyens, l'irritation gastro-intestinale qui succède à l'état morbide primitif, et la sensibilité des voies digestives.

L'eau de Foncirgue est le meilleur remède que les convalescents puissent employer pour calmer et faire disparaître complètement ces divers états. Nous ne saurions trop le répéter , dans ces circonstances encore , elle calme la sensibilité des organes digestifs, tonifie, sans la stimuler ou l'exciter, la membrane muqueuse gastro-intestinale , détruit l'état phlegmasique de cette muqueuse, rétablit l'ordre et l'harmonie dans les fonctions de ces organes, consolide par ce moyen la convalescence et hâte sa fin. Le retour à la santé parfaite est prompt, les récidives et les rechûtes, accidents quelques fois plus graves que l'affection primitive , sont évitées.

Le nombre des convalescents, qui ont recours aux eaux de Foncirgue dans le but de raffermir une santé délabrée par les ravages d'une affection morbide, est si considérable, que nous nous somme cru obligé d'entrer dans les détails qui précèdent sur la convalescence.

§ III.

D'après l'énumération que nous venons de faire des affections principalement curables par les eaux de Foncirgue, on serait porté à croire, de prime abord, que les eaux de ces thermes sont une panacée universelle; qu'elles guérissent toute sorte d'affections, toutes les formes pathologiques. Cependant, si on repose son attention sur leur composition chimique, mise en regard de leurs effets curatifs, de leur action physiologique et thérapeutique, on reconnaît que si leur nature est complexe, il est surtout un ordre d'affections, une série d'états morbides où leur puissance est et doit être manifeste.

C'est la classe des inflammations, soit aiguës, soit chroniques, surtout des organes digestifs, les obstructions, les névroses et les névralgies, les hydropisies, les affections qui reconnaissent pour cause une viciation du sang ou sa trop grande plasticité.

En général existe-t-il un état d'irritabilité nerveux ou inflammatoire, surtout des organes situés dans la cavité pelvi-abdominale, que ces états soient isolés ou co-existants, alors même qu'ils seraient compliqués d'atonie, l'action bienfaisante des eaux de Foncirgue est incontestable.

Leur opportunité sera cependant plus réelle dans les cas de sthénie que d'asthénie. Voilà pourquoi aussi elles sont salutaires dans la tuberculisation pulmonaire, l'hypertrophie du cœur, les catarrhes bronchiques, les hémorrhagies actives des muqueuses pulmonaire, gastrique, intestinale, cystique, etc.

Le tempérament sanguin et le nerveux en retireront, par conséquent, de plus précieux et de meilleurs effets que le lymphatique et le bilieux, quoique ces derniers n'en soient pas contrariés.

En outre, on sait qu'il n'est pas toujours facile, dans la pratique, de reconnaître au premier abord si un trouble fonctionnel des organes ou de leurs appareils est dû à une maladie purement nerveuse ou à une lésion organique, matérielle, surtout lorsqu'on se trouve en face d'une maladie de voies digestives.

Souvent aussi le médecin se trouve en présence de plusieurs états morbides dont les symptômes se confondent, véritable dédale dont il ne peut saisir le fil conducteur, et où sa sagacité peut se trouver en défaut.

Combien de fois encore, dans une névralgie des organes digestifs, par exemple, qui apporte le trouble dans les digestions, ne voit-on pas les produits en être modifiés, la sécrétion des sucs viciés, changer de nature et impressionner par conséquent les organes différemment qu'à l'état physiologique, et déterminer à la longue des altérations pathologiques ?

Le même ordre de phénomènes peut s'exercer en sens inverse et une phlegmasie chronique de la muqueuse digestive peut provoquer un trouble dans l'innervation.

Dans toutes ces circonstances les eaux de Foncirgue rendent les plus grands services.

En résumé, et en comparant les résultats de l'analyse chimique et de l'étude clinique, en considérant les principes minéralisateurs, les agents thérapeutiques qui dominent dans la composition des eaux de Foncirgue et les effets curatifs qu'elles produisent, on reconnaît que ces eaux sont 1° acidules, gazeuses, alcalines et ferrugineuses; qu'elles renferment, en outre, une grande proportion de matière organique dont la nature est jusqu'ici chimiquement inconnue, et qui paraît destinée à neutraliser les effets de quelques agents stimulants; 2° qu'elles possèdent la propriété d'agir directement sur l'appareil digestif dont elles modèrent l'irritabilité et régularisent les fonctions; 3° qu'elles ont une action puissamment tempérante et résolutive dans les phlegmasies surtout chroniques; 4° une action sédative énergique qui les rend propres à la curation des maladies nerveuses ; 5° une action éminemment diurétique, ce qui rend compte de leurs bienfaits dans les maladies des voies urinaires, ce qui explique la guérison des hydropisies et des infiltrations des tissus, ce qui donne la clef des effets salutaires qu'on en obtient dans beaucoup de maladies dont la terminaison heureuse s'opère, dans quelques circonstances, par la voie des sécrétions ; 6° la présence du fer rend compte de leur action légèrement tonique.

L'association de tous ces principes médicamenteux et leur diversité, de tous ces agents thérapeutiques si admirablement combinés dans des proportions que l'art humain ne saurait établir, sous la forme la plus convenable et la plus commode pour leur administration, donnent aux eaux de Foncirgue l'inappréciable avantage de produire, dans un si grand nombre de maladies, les meilleurs effets possibles.

§ IV.

Modes d'emploi.

L'eau de Foncirgue s'emploie en boissons, en bains, en douches et en lotions. Elle supporte parfaitement le transport et peut séjourner longtemps dans les bouteilles sans subir la moindre altération. Néanmoins, prises sur place, les eaux, on le comprend, sont plus efficaces ; leur température douce leur donne des propriétés qu'elles doivent nécessairement perdre par le transport ; de plus, il y a aussi déperdition d'une petite quantité d'acide carbonique.

En boisson, les malades doivent débuter par trois ou quatre verrées le matin à jeun ; on doit, autant que possible, les prendre à la source même, de dix en dix minutes ; chaque verrée doit être suivie d'un peu d'exercice.

L'établissement de Foncirgue est parfaitement disposé pour que les baigneurs puissent jouir des bienfaits de la promenade ; des allées nombreuses et variées, à forme tantôt droite et tantôt labyrintique, plantées d'arbres élevés et touffus, dessinées par des charmilles où s'entrelacent des plantes odorantes et des fleurs choisies, charment l'œil et l'odorat des baigneurs qui peuvent jouir de ces agréments sans s'éloigner beaucoup de la buvette.

Certaines personnes ne se modèrent pas assez quelque fois dans le début, et sont obligées de suspendre momentanément l'usage des eaux en boisson. On doit habituer graduellement les voies digestives à leur action. Néanmoins, comme nous l'avons déjà fait remarquer précédemment, elles ne produisent jamais de résultats fâcheux ; mais une trop grande quantité de liquide, introduite coup sur coup dans l'estomac, détend violemment cet organe et peut amener, par ce moyen, des troubles de gravité variable.

On boit l'eau aux repas, pure ou mélangée avec le vin. Le soir, une heure avant le repas, on use de l'eau de la buvette dans le même ordre et la même mesure qu'on l'a fait le matin. Après trois ou quatre jours on doit augmenter la dose qui sera portée à huit ou dix verrées, matin et soir A moins de cas exceptionnels on ne dépasse guère cette dose. On doit d'ailleurs, pour plus de sûreté, consulter le médecin qui saura mieux proportionner l'usage de ces eaux aux besoins des malades. On le sait, il faut toujours avoir égard, dans l'administration d'un remède, non-seulement à l'état morbide contre lequel il est dirigé, mais encore, et c'est en ceci que consiste le grand art du médecin, il faut savoir en proportionner la dose et en distribuer l'emploi selon le sexe, l'âge, le tempérament, l'idiosyncrasie du malade, la susceptibilité plus ou moins grande des organes, leur énergie trop grande ou leur débilité.

C'est par une étude approfondie de l'action de nos eaux que l'on peut parvenir à produire, depuis l'effet hygiénique le moins prononcé, jusqu'au résultat médicamenteux le plus énergique.

On prend d'ordinaire deux bains par jour, un le matin, un le soir ; la durée du séjour dans le bain est variable selon l'état des malades, on peut en dire autant de la température que l'on abaisse ou qu'on élève selon le résultat qu'on veut produire. Quel que soit le degré de thermalité auquel le bain a été pris, il rend toujours la peau onctueuse, douce, et comme le disent certains baigneurs, la surface du corps semble avoir été frottée avec une substance mucilagineuse. Loin de produire des éruptions, ils font disparaître les boutons, les rougeurs et les démangeaisons, si incommodes pour certains malades.

On peut faire usage de l'eau de Foncirgue en toute saison, hiver comme été, et puisqu'elle supporte le transport, on peut en tout lieu y avoir recours.

On nous demandera, peut-être, pourquoi Foncirgue, avec des eaux qui possèdent des vertus et des propriétés si précieuses, est une station thermale si peu connue généralement.

Comme le fait judicieusement observer M. le docteur Alibert, inspecteur des eaux d'Ax, « Pour atteindre au succès, en ma-
« tière d'eaux minérales, il faut :

« Une publicité convenable, honnête, décente, qui s'inspire
« du sentiment de la vérité et des principes de l'art ;

« De bonnes eaux ;

« Des établissements commodes ;

« Des routes faciles.

« C'est le concours de tous ces éléments qui assure le succès. »

Nous serions heureux si en livrant ce travail à la publicité et à l'appréciation des médecins, nous parvenions à combler la première de ces conditions, en faisant passer dans l'esprit de nos confrères nos propres convictions relativement aux effets curateurs des eaux de Foncirgue. De plus si des eaux à qui il ne manque plus aujourd'hui ni établissement commode, ni routes faciles ; si des eaux, dis-je, d'une importance thérapeutique si grande et si réelle, sont pendant si longtemps restées dans un fâcheux oubli, la principale cause réside dans les embarras que l'on a de tout temps suscité aux personnes qui voulaient en répandre et vulgariser l'usage et les bienfaits, aux divers procès, principalement intentés dans le but d'en déterminer la propriété. Ces diverses entraves ont disparu aujourd'hui. Comme nous l'avons mentionné plus haut, les eaux de Foncirgue ne reconnaissent plus qu'un seul propriétaire, M. Higounet, ancien notaire. Aussi, est-il permis actuellement d'améliorer, sans crainte d'être un jour dépossédé, d'embellir ces thermes, afin qu'ils puissent rivaliser, sous tous rapports, avec les stations thermales qui bénéficient le plus de leur renommée.

CHAPITRE VI.

Observations de diverses maladies guéries par l'usage des eaux de Foncirgue.

GASTRALGIE CHRONIQUE.

6e OBSERVATION. — En novembre 1841, M. Driget, capitaine en retraite, chevalier de la Légion-d'Honneur, domicilié à Castelnaudary (Aude), se présenta à Foncirgue, atteint de gastralgie chronique. Le diagnostic de cette affection avait été ainsi porté par les nombreux médecins que le malade avait consultés. D'après son récit il avait déjà parcouru, mais en vain, les stations thermales du midi, renommées sous le rapport de leurs effets curatifs, dans ces sortes d'affections. Depuis six ans qu'il était sous l'influence fâcheuse de cette gastralgie il avait usé, à différentes époques, des eaux d'Audinac, des bains d'Ussat, des eaux d'Andabre, sans retirer de leur emploi le moindre soulagement.

Lors de son arrivée à Foncirgue, sa maigreur est extrême, quoique la constitution soit bonne ; la face offre un abattement extraordinaire ; la peau est d'un jaune pâle et sèche ; l'épigastre est le siége de douleurs continuelles qui s'exaspèrent après l'ingestion des aliments, à ce moment elles deviennent très vives ; le malade n'éprouve du calme qu'après avoir rejeté, par le vomissement qui suit toujours ces douleurs, les aliments qu'il avait ingérés. La pression sur la région épigastrique n'augmente pas la douleur de l'estomac. Les côtés de la poitrine sont le siége de douleurs aigues, d'élancements passagers. L'appétit est modéré, la soif est presque nulle. Le malade éprouve par fois, le matin, des vomissements muqueux, sans que ces vomissements soient provoqués par l'ingestion de liquides ou de solides. Dans la journée il est fatigué par des éructations fréquentes. Le ventre et particulièrement l'épigastre offrent une tension considérable qui inquiètent beaucoup le malade ; il ne peut supporter sur ces régions la présence des vêtements. La langue est large, humide, couverte d'un enduit blanchâtre ; la constipation est opiniâtre, le malade éprouve souvent des coliques. En un mot, la vue de ce malade inspirait aux personnes qui le voyaient la crainte d'une fin peu éloignée.

A peine le traitement par l'eau de Foncirgue en boisson a-t-il été entrepris que M. Driget a éprouvé, à la première ingestion, un bien-être qui lui était depuis longtemps inconnu ; il lui sembla que son estomac se dégonflait et qu'il s'était dérobé à l'influence permanente d'un poids incommode. Il se trouva si dispos qu'il voulut essayer si son estomac, si impressionnable et si rebelle, supporterait quelques aliments solides. Il fit l'expérience avec ménagement toutefois. Il attendit en vain le vomissement, qui d'ordinaire succédait à cette ingestion. Plein de confiance dans ce nouveau remède qui venait de lui accorder des résultats si précieux, il en usa largement et toujours avec un succès croissant.

Quinze jours après son arrivée à Foncirgue, tout était changé chez le malade ; son embonpoint revenu, ses digestions régulières, douleurs nulles, son appétit soutenu et augmenté pouvait s'exercer sans inconvénient sur les aliments de tout genre et de toute nature. Enfin M. Driget était revenu à un état florissant de santé.

Nous citons, à l'appui de cette observation, le certificat de M. Driget, qui voulut, par reconnaissance, inscrire de sa propre main, sur les registres de l'établissement, le récit suivant de sa maladie et de sa guérison.

« Je soussigné, certifie qu'étant atteint depuis six années
« d'une gastralgie chronique qui a résisté aux eaux d'Audinac et

« aux bains d'Ussat, ainsi qu'aux eaux d'Andabre, je suis arrivé
« à Foncirgue dans un état désespérant ; qu'immédiatement
« après mon arrivée j'ai pris un verre de cette eau qui a faci-
« lité instantanément la digestion. Mon état était tel que je
« ne pouvais supporter aucun aliment. Je vomissais générale-
« ment tout ce que je prenais ; mais du moment que j'ai fait
« usage des eaux de Foncirgue je n'ai plus vomi. Je digère à
« merveille mes trois repas ; bien plus encore, j'ai mangé et
« digéré parfaitement des haricots que je n'avais goûté depuis
« longues années.

« Foncirgue , le 15 septembre 1841.

« DRIGET , capitaine en retraite, chevalier
« de la Légion-d'Honneur, domicilié à Castelnaudary (Aude). »

Gastrite chronique.

7ᵉ Observation. — Sous l'influence , durant l'espace de
huit mois , de chagrins violents que ne pouvaient dissiper ni
calmer les distractions et un travail assidu, quoique varié ;
sous l'influence aussi de fatigues corporelles et la privation vo-
lontaire d'aliments réparateurs , Mᵐᵉ Gardes fut atteinte ,
dans le mois de mars 1858 , de gastrite aigue. Elle négligea le
traitement de cette affection dont les symptômes cependant,
avec l'aide de quelques moyens médicamenteux ordinaires ,
s'amendèrent sensiblement dans l'espace de huit à dix jours.
Lorsque la malade consulta son médecin, un mois après l'invasion de l'affection, voici l'état dans lequel mon père, docteur en médecine et chirurgien en chef des mines de Rancié,
trouva Mᵐᵉ Gardes. Perte de l'appétit, soif très légère, presque
nulle , nausées, parfois vomissements, principalement après
l'ingestion des aliments ou des boissons, douleur à l'épigastre,
s'exaspérant par la pression et se prolongeant vers la région
lombaire. La malade accuse dans l'estomac une chaleur continuelle, quelquefois très vive , s'irradiant jusqu'à la partie
moyenne du sternum; douleur frontale et sus-orbitaire , obtuse
mais permanente, devenant très vive par intervalles. Pouls lé-

gèrement fébrile , peau sèche et chaude ; langue légèrement sa-
burrale à la base , rouge à la pointe et sur les bords ; diarrhée
peu abondante, alternant avec la constipation. L'état de faiblesse dans lequel se trouvait la malade ne comportait pas l'emploi des émissions sanguines ; les vomissements et les nausées
surtout fatiguaient considérablement la malade. Connaissant
déjà par l'expérimentation antérieure l'efficacité des eaux de
Foncirgue dans ces sortes d'affections , mon père en conseilla
l'usage. Une caisse de 25 bouteilles fut demandée et expédiée.
Les symptômes inflammatoires diminuèrent insensiblement ,
l'état général est heureusement influencé , la douleur épigastrique disparaît , l'état fébrile cesse , la langue devient naturelle ,
la céphalalgie persiste mais avec moins d'intensité , la sensation
de chaleur épigastrique et sous-sternale diminue. Douze jours
après le commencement du traitement , nouvel envoi de 25
bouteilles remplies , bouchées et cachetées avec soin. La malade boit six à huit verrées d'eau par jour. Au 20e jour disparition de tous les symptômes de l'état morbide primitif. Mme
Gardes entre en pleine convalescence. Elle continue un mois
encore l'usage de eaux de Foncirgue pour consolider la guérison
et éviter la rechûte. Depuis cette époque la malade , que nous
avons eu occasion de voir plusieurs fois, n'a plus ressenti le
moindre trouble dans ses digestions ; l'état général est parfait.

ENTÉRITE CHRONIQUE.

8e OBSERVATION. == M. Lafont, propriétaire, était depuis
deux ans sous l'influence d'une entérite chronique. Cet état
morbide était caractérisé par une diarrhée dont l'abondance était
en rapport avec les écarts de régime que fesait le malade ou les
variations atmosphériques ; le temps froid et humide surtout
avait une action directe et fâcheuse sur son intestin. Cette
diarrhée, le plus souvent stercorale, était par fois aussi muqueuse et sanguinolente, ce qui aurait pu faire croire à l'existence d'une dyssenterie , si la succession et la co-existence
d'autres phénomènes n'avaient fait sûrement diagnostiquer

une entérite chronique. Aux époques de l'exacerbation de la maladie M. Lafont éprouvait un ténesme très incommode ; le ventre était très douloureux à la pression. Des coliques violentes se reproduisant à des intervalles peu éloignées étaient suivies de selles liquides, dont l'évacuation accordait au malade un calme passager. La digestion des solides, surtout, provoquait dans l'intestin des douleurs atroces, à tel point que le malade se privait de ce genre d'aliments. Epuisé par ces déjections alvines continuelles, le manque d'alimentation suffisante, par d'incessantes et cruelles douleurs, M. Lafont était tombé dans un état d'amaigrissement déplorable. La sécheresse de la peau, l'altération de la face, un pouls petit et concentré, tout chez lui fesait présager une terminaison funeste. Inutile d'ajouter que l'art avait épuisé toutes ses ressources. Jamais le malade n'avait trouvé dans les divers traitements un moment de calme. L'estomac n'était pas organiquement affecté ; la palpation de l'abdomen n'avait fait découvrir aucune tumeur, aucun engorgement dans les viscères sous-diaphragmatiques. Après deux ans de souffrances atroces et presque continuelles, M. Lafont eut recours aux eaux de Foncirgue. Il en fit usage en boisson seulement, son état ne lui permettant pas de se faire transporter sur les lieux pour les boire sur place, la saison d'ailleurs étant très rigoureuse. Il envoyait prendre l'eau à la source dans des bonbonnes. Malgré le transport, l'eau de Foncirgue produisit sur le malade les premiers effets qu'elle ne manque jamais d'exercer dans les phlegmasies. Le cortége alarmant de tous les symptômes de l'entérite se dissipa. M. Lafont, dans l'espace d'un mois et demi, eut complètement recouvré la santé. La saison des eaux étant venue, il put se transporter à Foncirgue pour compléter radicalement sa guérison et assurer définitivement ce résultat aussi heureux, aussi prompt qu'inespéré.

GASTRO-ENTÉRITE CHRONIQUE.

9ᵉ OBSERVATION. — Le malade qui fait le sujet de cette intéressante observation est un limonadier de Limoux, M. J. D. Il est âgé de 35 ans, d'un tempérament bilioso-sanguin. La constitution est bonne, quoique le malade soit singulièrement affaibli par la privation d'aliments, la violence et la longue persistance de son affection et les traitements trop peu méthodiques qu'il a subis. Il est depuis trois ans atteint de gastro-entérite. Son amaigrissement est extrême, ses membres sont grèles. Il est tourmenté par des vomissements bilieux fréquents, des selles liquides peu abondantes, muqueuses, sanguinolentes par temps, et se répétant à des intervalles peu éloignées; les vomissements sont plus fréquents après l'ingestion des aliments, les coliques plus violentes. L'estomac et l'intestin, surtout vers la région ombilicale, sont le siége de douleurs qui, malgré leur intermittence, laissent peu de repos au malade. La céphalalgie est intense, presque continue. C'est le symptôme qui occasionne le plus de souffrance à M. D. Les aliments liquides sont peu tolérés. Les solides ne peuvent être digérés sans provoquer des douleurs violentes. La seule nourriture qu'il puisse supporter, sans trop d'inconvénients, consiste dans la bouillie de farine d'avoine et de blé noir. Le pouls est légèrement fébrile; le malade éprouve des frissons fréquents suivis de chaleur, de suffocation. Cette chaleur est surtout plus sensible à la paume de la main; les extrémités inférieures sont presque toujours froides. La peau est sèche et terne, la face grippée; la langue peu humide, couverte d'un enduit blanc-jaunâtre à la base, un peu rouge, pointillée vers les bords. L'estomac est douloureux à la pression, l'abdomen est très sensible, surtout dans la région occupée par l'intestin grèle. Nous n'avons pas constaté l'existence de vers intestinaux. Le foic est dans un état normal; les reins ont conservé leur état physiologique; pas d'engorgement du côté du mésentère; les poumons et le cœur sont libres de toute altération pathologique. Le malade éprouve un peu d'essouflement dans l'ascension ou une marche prolongée Les membres thoraciques et pelviens sont grèles, les malléoles légèrement œdematiés, surtout le soir.

Le malade avait suivi plusieurs traitements, comme nous l'avons dit plus haut; sous leur influence et sous l'influence aussi des saisons, son affection avait subi des fluctuations diverses; les symptômes de la maladie avaient été diversement modifiés.

D'après les conseils de quelques personnes qui connaissaient les avantages immenses que des malades semblables avaient retirés des eaux de Foncirgue, M. D. voulut essayer du traitement hydro-minéral, sans toutefois y ajouter une confiance illimitée. Sa surprise et sa satisfaction furent grandes quand, après les premiers jours de leur usage, il vit son état sensiblement amélioré. Au quinzième jour les digestions s'opéraient sans douleur, l'appétit était augmenté, l'estomac et l'intestin supportaient indifféremment toute sorte d'aliments, la guérison était définitivement établie après un mois de séjour. Depuis lors M D. a pu reprendre son régime ordinaire. Il a fait encore pendant un an usage de l'eau de Foncirgue transportée. Il est aujourd'hui entièrement guéri.

CHLOROSE (OU PALES-COULEURS).

10ᵉ OBSERVATION. — Le 12 juillet 1858, Mᵁˡᵉ Z. P., de Carcassonne, arriva à Foncirgue et se présenta à nous dans l'état suivant. Elle est âgée de 22 ans, constitution délicate, peau fine, décolorée, lèvres pâles, regard languissant, décoloration des paupières, amaigrissement considérable, face légèrement bouffie, lassitude générale. Interrogée sur son état, elle accuse des douleurs vives, mais passagères, à la région épigastrique; ses douleurs s'irradient vers les côtés de la poitrine. La céphalalgie, par fois très intense, est presque continuelle. Une toux sèche et fréquente fatigue beaucoup la malade et a fait croire, réunie aux symptômes extérieurs précités, à l'existence d'une tuberculisation pulmonaire commençante. Le cœur est le siége de palpitations qui mettent obstacle à tout mouvement un peu vif, et qui augmentent surtout lorsque la malade monte les degrés d'un escalier; elle arrive essoufflée dans sa chambre et est obligée de s'asseoir. Les membres inférieurs ne peuvent supporter une marche un peu prolongée, sans faire éprouver une lassitude insurmontable et des douleurs sourdes , principalement dans les mollets. La menstruation est supprimée depuis trois mois, la malade est épuisée par la leucorrhée. Ces fleurs blanches sont assez abondantes, principalement à l'époque cataméniale. L'appétit est capricieux, presque nul ; la constipation est habituelle, le pouls est mou. A l'auscultation le cœur laisse percevoir un bruit de souffle assez intense , le stétoscope, porté sur les carotides, fait constater le bruit de diable. Plus de doute sur le diagnostic précis d'une chlorose bien confirmée. Le poumon est sain , pas d'engorgement dans les viscères. La malade avait été soumise à l'usage des préparations ferrugineuses , elle n'avait pu supporter leur emploi. Nous ne voulions pas la soumettre à la même médication, parce que nous avions déjà constaté par nous-même , dans des cas analogues, l'efficacité des eaux de Foncirgue. Notre malade en fit usage en boisson et en bains, en suivant l'ordre de nos prescriptions. Au quatrième jour les règles reparurent , mais peu abondantes ; elles furent précédées et accompagnées de quelques douleurs. Dès lors les phénomènes décrits plus haut subirent une amélioration sensible. Au 8ᵉ jour les fleurs blanches avaient entièrement disparu. Mˡˡᵉ Z. P. retrouva l'appétit, la constipation cessa. Au 17ᵉ jour l'état de la malade était si satisfaisant qu'elle aurait pu quitter Foncirgue , mais nos conseils lui firent prolonger son séjour jusqu'à la fin du mois. A cette époque son embonpoint avait augmenté, son teint était coloré. L'harmonie des fonctions, l'attitude nouvelle de la malade indiquaient une guérison complète et durable.

MÉTRITE CHRONIQUE.

11ᵉ OBSERVATION. — Le 25 août dernier, Mᵐᵉ G. D., de Toulouse, descendit devant la porte de l'Etablissement de Foncirgue dans un état si alarmant que nous fûmes obligé de nous transporter immédiatement à cette station thermale, pour lui accorder les secours de l'art. Mᵐᵉ G. D. , âgée de 32 ans, d'un tempérament nervoso-sanguin, d'une constitution bonne , avait voulu tenter la guérison d'une métrite chronique dont l'état avait été exaspéré par les fatigues du voyage. Notre malade accusait des douleurs atroces à la région hypogastrique, qui s'irradiaient dans tout l'abdomen, les lombes, les aînes et la partie supérieure des cuisses; elle éprouvait des coliques utérines semblables à celles de l'accouchement. Pendant le cours de son voyage elle avait eu plusieurs vomissements. Le mouvement fébrile est très marqué, il y a de la céphalalgie. La douleur est augmentée par le palper hypogastrique, elle est exaspérée par le toucher vaginal, qui nous fait reconnaître un volume anormal du col utérin, qui offre une dureté remarquable; le corps de l'utérus est augmenté de volume et paraît plus dur qu'à l'état normal. La malade, mère de deux enfants, prétend qu'elle n'a jamais ressenti des douleurs aussi fortes, ni une pesanteur aussi incommode dans le bas-ventre. Avant cette exacerbation des symptômes de la maladie, Mme G. D. était sujette à des fleurs blanches, à une leucorrhée; aujourd'hui cet écoulement est un peu roussâtre. Nous prescrivîmes divers antiphlogistiques, et l'eau de Foncirgue en boisson et en injection. Le lendemain l'intensité des phénomènes avait diminué; au 5e jour la malade était revenue à l'état dans lequel elle se trouvait avant son départ de Toulouse.

Elle put commencer alors le traitement hydro-minéral dans toute son extension. L'eau de Foncirgue fut administrée en boisson, en bains et en injections vaginales. Au 27e jour tous les symptômes de la métrite chronique avaient disparu. Au 14e jour les règles qui, antérieurement étaient supprimées, avaient reparu sans trouble notable. Mme G. D. ne quitta Foncirgue qu'au 50e jour; elle fut encore réglée dans cet intervalle. Les phénomènes de cet acte physiologique s'accomplirent régulièrement. Après un mois et demi de séjour la malade rentra à Toulouse. Nous savons de source certaine que son affection n'a pas reparu.

CYSTITE CHRONIQUE (CATARRHE DE LA VESSIE).

12e OBSERVATION. — Monsieur M. C., négociant, de Bordeaux, est atteint, depuis cinq ans, d'une cystite chronique, dont le diagnostic a été porté et le traitement dirigé par M. le docteur Caussade, d'après le récit du malade. Monsieur M. C. est âgé de 42 ans, d'un tempérament lymphatique-sanguin, constitution' affaiblie, amaigrissement extrême. La physionomie exprime le découragement le plus complet, son caractère est aigri par la souffrance et la crainte d'une fin prochaine. Les digestions sont pénibles. Le malade ressent une pesanteur incommode et permanente à la région hypogastrique, au rectum et au perinée; à diverses époques, principalement par un froid humide, il éprouve dans ces régions une douleur et une chaleur qui disparaissent par l'usage des lavements émollients et des bains de siége, mais le sentiment de gène persiste. Le malade est pressé par le fréquent besoin d'uriner; les émissions d'urine, peu abondantes, lui font éprouver un sentiment de cuisson dans toute la longueur du canal; les dernières contractions sont très douloureuses et se terminent ordinairement par le rejet d'une masse de mucus filant. Après avoir examiné le malade nous avons constaté, dans le canal, la présence de deux rétrécissements, la prostate était plus volumineuse qu'à l'état normal. Nous avons en outre constaté, dans les urines, un dépôt d'un blanc grisâtre; la surface du liquide était recouverte d'un nuage transparent. M. C. fait usage de l'eau de Foncirgue en bains et en boisson; les urines deviennent immédiatement plus abondantes, plus fréquentes; leur émission reste douloureuse pendant quelques jours, les dépôts sont aussi plus abondants. Au 8ᵉ jour néanmoins le malade constate une diminution notable des douleurs; les urines sont plus limpides, elles ne présentent plus de dépôt blanchâtre. Au 15ᵉ jour, disparition complète des douleurs, les urines restent abondantes, mais sont en rapport avec la quantité de liquide ingéré. Le malade, qui jusqu'alors ne pouvait résister longtemps sans de vives douleurs, au besoin d'uriner, peut jusqu'à un certain point maîtriser le moment de la miction. La prostate a diminué de volume, les rétrécissements persistent; le malade se considère comme guéri. Désireux de compléter cette cure, nous lui conseillâmes de tenter la guérison des rétrécissements en lui faisant entrevoir que la cystite pouvait bien avoir reconnu pour cause la présence de ces rétrécissements. Il se soumit à notre traitement, et un mois après il put se féliciter d'avoir retrouvé à Foncirgue, non-seulement un soulagement à des maux qu'il regardait comme incurables, mais encore une santé qu'il croyait à jamais perdue.

Ayant écrit, il y a un mois, à notre malade afin d'être fixé avec précision sur son état actuel, il nous a répondu que non-seulement il n'avait ressenti aucun symptôme de son affection précédente, mais que jamais sa santé n'avait été aussi florissante. Néanmoins, et d'après nos conseils, afin de mettre obstacle à la reproduction des rétrécissements il passe, de temps à autre, une sonde de gros calibre dans le canal.

BRONCHITE CHRONIQUE (CATARRHE DE POITRINE) SIMULANT LA PHTHISIE PULMONAIRE. — HÉMOPTYSIE.

13ᵉ OBSERVATION. — Le 23 juillet 1858, le nommé Caux, cultivateur, de la commune de Montferrier, se présenta à nous dans l'état suivant. Il est âgé de 27 ans, sa constitution est affaiblie; tempérament lymphatique sanguin, taille élevée, poitrine étroite, amaigrissement général. L'origine de sa maladie date de quatre ans; elle est survenue à la suite d'un refroidissement subit, le corps étant en sueur. Le malade avait joui jusqu'alors d'une bonne santé, il était robuste et vigoureux. Le début s'annonça par une hémoptysie abondante qui nécessita l'intervention de l'art. Le malade fut saigné au bras, condamné à la diète lactée et au repos le plus absolu. Ce symptôme alarmant disparut, mais le malade présenta des signes de phlegmasie pulmonaire et bronchique, l'expectoration n'est plus sanguinolente, quoique abondante ; Caux ne consulte plus son médecin et se traite lui-même à sa guise.

Soumis à notre examen, le malade accuse une douleur vague, quelquefois vive, au-dessous du sternum; cette douleur s'irradie par intervalles jusqu'au bras et aux épaules; la toux est tantôt sèche, tantôt grasse, quelquefois quinteuse au point d'exciter le vomissement. L'expectoration est plus abondante le matin et le soir que dans le cours de la journée ; les crachats sont opaques, d'un blanc sale. Le sommeil est troublé, à divers intervalles, par le besoin de tousser et de cracher ; la respiration est difficile. Dans la nuit, à des époques indéterminées, surviennent des étouffements qui réveillent le malade en sursaut, et qui disparaissent après une expectoration abondante. Les organes sous-diaphragmatiques n'offrent rien d'anormal, rien du côté du cœur. A la percussion un peu de matité à la partie supérieure du poumon gauche. L'auscultation révèle l'existence du râle sous-crépitant, surtout à la partie postérieure de la poitrine et des deux côtés et au sommet du poumon droit, il est confondu en certains points avec le râle sibilant et le râle ronflant ; ce dernier se fait plus particulièrement remarquer à la partie postérieure de la poitrine, le long des vertèbres dorsales ; sentiment d'oppression, langue bonne, pouls légèrement fébrile, peau sèche, teint un peu verdâtre. L'appétit est généralement bon, la digestion régulière. Il y a deux ans Caux eut une seconde hémoptysie qui ne fut pas aussi violente que la première. Il rapporte que tous les ans, à la saison du printemps, il expectore quelques crachats teints de sang.

Pendant quinze jours nous fîmes suivre à notre malade un traitement méthodique, dirigé contre une bronchite chronique, car la percussion et l'auscultation ne nous avaient pas révélé de symptômes certains de phthisie pulmonaire, quoique nous eussions dû être porté d'ailleurs à croire à l'existence de cette affection. Notre traitement n'amenant pas une amélioration assez rapide, le malade réclamait des remèdes plus énergiques, je lui en indiquai de plus efficaces.

Ayant étudié les eaux de Foncirgue au point de vue de leur action sur les muqueuses, connaissant les modifications heureuses que ces eaux apportent dans les fonctions de ces membranes, alors surtout qu'elles sont sous l'empire d'une phlegmasie chronique, j'en prescrivis l'usage à mon malade. Il dut en faire l'emploi sur place en boisson et en bains. Je conseillai au malade d'aspirer la vapeur de l'eau des bains pendant l'immersion; l'effet fut prompt, le résultat des plus avantageux. Quinze jours suffirent pour débarrasser le malade de son affection chronique. A ce moment la respiration était franche et libre, le murmure respiratoire moëlleux ; pas de râles, plus de matité à la partie supérieure du poumon droit.

Nous pourrions, à l'infini, multiplier les observations, mais le développement que nous serions obligé de leur donner nous forcerait à franchir les limites restreintes que nous avons voulu donner à notre travail. Leur détail, d'ailleurs, eut été aussi fatigant pour le lecteur qu'inutile pour prouver l'efficacité suffisamment établie des eaux de Foncirgue.

Nous ne pouvons cependant nous dispenser de rapporter des guérisons diverses, obtenues dans des maladies en apparence de nature différente, et citées soit par des médecins, nos confrères, soit par les malades eux-mêmes.

14e OBSERVATION. — En 1754 un Bénédictin de Narbonne, perclus de tous ses membres, était porté et mis au bain à bras-le-corps ; au 12e bain il put se tenir debout ; au 16e il marcha avec des crosses ; au 21e il marcha sans crosses ; au 30e il alla librement à pied à la fontaine. Quelques jours après il s'en retourna guéri.

15e OBSERVATION. — En 1756 Jacques Daynies, de Labastide, sergent-major dans un régiment, fut renvoyé de son corps pour un ulcère à la jambe droite, regardé incurable ; rendu chez lui il prit les bains de l'avis du docteur Salvaire ; au 15e bain il se fit des exfoliations ; dans six semaines il fut radicalement guéri.

16e OBSERVATION. — En 1758 Sabatier Lapierre, de Raissac, avait une fistule sur le carpe de la main droite. Après quelques jours de l'usage des bains de Foncirgue des exfoliations survinrent ; dans deux mois il se fit une bonne cicatrice et la maladie n'a plus reparu.

17e OBSERVATION. — En 1764 Jean Bez, de Léran, affligé

d'un flux de sang avec ténesme, prit les eaux de Foncirgue ; dans quinze jours il en fut délivré.

18ᵉ Observation. — En 1781 un chanoine de l'église de Saint-Jean de Perpignan, atteint de lienterie, fut envoyé par le docteur Coste aux eaux de Foncirgue ; dans 17 jours il fut parfaitement guéri.

19ᵉ Observation. — En 1782 la femme de Jean Iché, de Léran, sujette à des maladies vaporeuses et cardialgiques, du conseil du docteur Izard, prit les eaux de Labastide et en retira une guérison parfaite.

20ᵉ Observation. — Une religieuse nommée Brunet, du couvent de Lagrasse, près Auterive, vint aux eaux dans un état chlorotique ou de pâle couleur ; au 4ᵉ jour ses pertes périodiques s'annoncèrent, et dans un mois elle fut en même de rentrer dans sa maison bien portante.

21ᵉ Observation. — Dorothée Bertrand, de Larroque, éprouvant de grandes difficultés dans le cours de ses mois, les a vaincues par l'usage des eaux de Foncirgue, conseillées par le docteur Vigarozy.

22ᵉ Observation. — La demoiselle Daves, de Castres, avait une fistule salivaire à la joue droite, elle en fut guérie dans l'espace de six semaines.

23ᵉ Observation. — Fouganier cadet, de la même ville, vint prendre les eaux et les bains pour un ulcère à la jambe droite, dans vingt jours il fut guéri.

24ᵉ Observation. — Lasaygues, du Mas-d'Azil, atteint de fistule lacrymale, usa intérieurement et en lotion des eaux minérales ; l'os unguis carié s'exfolia le 14ᵉ jour ; le 19ᵉ il se fit une bonne cicatrice et le sujet se retira guéri. (Esquisse sur les eaux de Foncirgue, 1800.)

25ᵉ Observation. — Mathieu Matignol, de Mirepoix, âgé de 17 ans, atteint depuis deux ans de fistule à l'anus, s'en débarrassa par l'usage des eaux de Foncirgue en boisson et en bains.

26ʳ Observation. — En 1841 Baptiste Méric, de Mirepoix,

atteint de gastro-entérite chronique, qui avait résisté aux secours de l'art et qui l'avait conduit aux portes du tombeau, se
fit transporter à Foncirgue et y recouvra la santé. Par reconnaissance il est revenu, pendant deux années consécutives,
faire usage des eaux qui lui avaient rendu la vie.

27ᵉ Observation. — La même année Paul Tuilié, de Gail-
lac-Toulza, atteint, depuis deux ans, de sciatique double qui
l'avait rendu perclus, en fut délivré par l'usage des eaux de
Foncirgue.

28ᵉ Observation. — Jean Labrousse, de Bénaix, se débarrassa d'une gastro-entérite chronique par l'usage des eaux trans-
portées chez lui.

29ᵉ Observation. — M le docteur Parent, de Verniolle, atteint d'asthme humide, n'a dû la prolongation de ses jours et
l'état relatif de santé dans lequel il se trouvait qu'à l'usage des
eaux de Foncirgue; comme il le dit lui-même dans une de ses
lettres, datée du 21 juin 1851, en réclamant un envoi de ces
eaux. « Personne mieux que moi ne peut rendre hommage à
leurs bons effets, puisque c'est à leur usage que je dois le bon
état où je me trouve tant que j'en fais usage, et d'ailleurs je
vous adresse encore mon domestique pour prendre de votre
bonne eau, car *je ne puis vivre sans elle.* » Nous regrettons que
ce praticien renommé dans notre pays n'ait pas laissé d'observations écrites, car il eut été en même, vu les nombreuses cures
qu'il a obtenues par l'emploi de ces eaux, d'en recueillir de
très intéressantes.

30ᵉ Observation. — En 1839 M. Théodore Génibrel, des
Allemans, atteint de céphalalgie chronique très intense, qui
avait occasionné un commencement d'amaurose, fut obligé, à
cause de ces affections, d'abandonner ses études. Il vint à
Foncirgue, d'après les conseils du docteur Viguerie, de Toulouse, fit usage des eaux et s'en retourna guéri.

31ᵉ Observation. — Mademoiselle M., de Béziers, était atteinte de névralgie faciale avec céphalalgie, très intense à certaines périodes. Elle fit usage sur place des eaux et des bains de

5

Foncirgue. Après un mois de séjour elle quitta les thermes parfaitement guérie. Son embonpoint reparut, et sa gaîté naturelle, si fréquemment troublée par des douleurs insupportables, put reprendre son cours.

32e Observation. — M. le docteur Bénezet nous a communiqué l'observation de Mlle M. R., de Villefranche, atteinte de gastrite chronique, qui céda à l'usage des eaux de Foncirgue.

33e Observation. — Ayant épuisé ma provision d'eau de Foncirgue, je me vois contraint, écrit M. le docteur Sans, de puiser de nouveau à votre *précieuse source*, si je ne veux m'exposer à voir ma santé péricliter. Jusqu'à présent elles m'ont donné un degré de vie auquel je n'étais pas habitué, nonobstant un travail soutenu.

34e Observation. — M. le docteur Rives a prescrit l'usage des eaux de Foncirgue au nommé Laurent Garrigues, atteint d'une blessure située au-dessus du talon gauche, blessure produite par le tranchant d'une faux et présentant une lésion complète du tendon d'achille dont le bout supérieur s'était considérablement retracté sous la peau. Dix bains et l'usage des eaux en boisson ont suffi pour la guérison de Garrigues.

35e Observation. — Monsieur D. S., de Sainte-Camelle, atteint de maladie de la vessie avec incontinence d'urine, a fait usage, pendant un mois et demi, de l'eau de Foncirgue, et a quitté cette station thermale parfaitement guéri. Six mois après quelques symptômes précurseurs faisant craindre l'invasion de l'affection primitive, il fit usage de l'eau transportée. Tout phénomène morbide disparut et la santé depuis s'est parfaitement soutenue.

36e Observation. — Monsieur P. R., atteint de phthisie commençante, bien caractérisée, était tombé dans un état de marasme alarmant. Après quinze jours de l'usage des eaux de Foncirgue, sa toux diminua, l'embonpoint reparut au point de faire croire au miracle.

Nous terminons ici ces citations, notre intention étant de

poursuivre l'étude des eaux de Foncirgue et d'enregistrer, dans un nouveau mémoire, les résultats ultérieurs que noûs obtiendrons par l'expérimentation thérapeutique.

L'association des eaux de Foncirgue et des eaux ferrugineuses de Pechboulan offre aussi un vaste champ à l'observation. Nous nous ferons un devoir de publier les résultats que nous fournira leur étude.

FIN

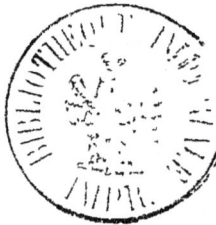

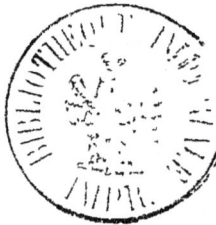

TABLE.

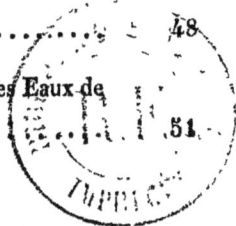

www.ingramcontent.com/pod-product-compliance
Lightning Source LLC
Chambersburg PA
CBHW070825210326
41520CB00011B/2125